アルツハイマーのための新しいケア

語られなかった
言葉を探して

ジョアン・コーニグ・コステ 著

阿保順子 監訳

誠信書房

謝辞

この本のための調査を始めてから書き上げるまで、非常に長い時間が必要でした。アルツハイマー病が進行する過程を、微笑を湛えながら生きていこうとする私の考えは、過去三十年にわたって共に歩んできた患者やその家族が語ってくれた思いに支えられ、豊かなものへと膨らんでいました。そして、そうした私の考えは、記憶に障害を持つ人びとと、彼らを愛する多くの人たちとの繋がりのために、暮らしをいたわろうとする多くの専門職によって実証されてきたのです。

私はこの本のなかで、私たちが住む普通の世界ではなく、患者の世界のなかに暮らすという考えを強調するように心がけました。それは、彼らに残された感情や、言葉を話せなくても彼らが訴えていることを「聴く」、といった方法によって、彼らの世界に近づいていくことを意味しています。各章の初めにある詩は、言葉をうまく扱えなくなった人たちの思いを伝えようと試みたものです。読者の方々が、失われゆく記憶の背後でどのような思いと認識とが彼らに残されているのかを、この詩を手がかりにして少しでも理解されることを願っています。

私の子どもたち、スコット、ウェンディー、クリスティン、そしてジェイソンには心から感謝しています。そして私は彼らのことを非常に誇りに思っています。彼らはまさに私の最愛の子どもたちであり、私の力の源なのです。またいつも、「あなたならできる」と力づけてくれたミミとおじいちゃん、温かな言葉でやさしく抱きしめてくれたトッド、毎日の日課として「ちょっと待って、今代わります」という言い方を覚えたギャレット、そして、パソコンの写真のなかでいつも私を見守り、集中力を与えてくれていた最愛なるシャイ、ジージー、ジェイミー、タイ、ハンターに、心から感謝します。

「姉妹」という言葉のより深い意味を教えてくれたナンシー・ストーン・ヒンドリアンとリンダ・ギブソンには、心底感謝しています。自分の声に耳を傾けることを教えてくださったキャリー・ジョケルソン、ディラー・エイカー博士、ジェーン・リチャード博士、そしてシェリル・ウェインスタイン。ありがとうございました。そしてこの本は、優しいまなざしを持って見守ってくださった、天に召されたヘレン・ストーン、そしてポール・ウィルソンにも捧げます。

マーク・エイリンガー、ミュリエル・バウム、ディック・ブリン、ジェリー・フラハティ、ポール・マッカーティ、ウォルター・オーニアン、ダン・オレイリー、ポール・ライア博士、ケイト・サロモン、ハロルド・シフ博士、マイク・スプレイン、マロット・シネクス博士、マリリン・マリガン・ステイソニス、そしてアルツハイマー病を患う方々への思いやりあふれる最高の実践に向けた努力を続ける、数え切れないヘルスケア専門職と家族の方々。皆さんには本当に感謝に絶えません。

何年にもわたり、私と共に初期段階にある患者のサポートグループの世話役として、笑いと、喜び、そして涙を分かち合ってくれた私の友人、ロイス・ペコラ、ポール・ライア、そしてエレーン・シルベリオに感謝します。数えきれないほどの無条件なサポートが、どれだけ私を支えてくれたことでしょう。この旅路をこのような皆さんと共有できたことを、本当に幸せに感じています。この本の意味を最初からわかってくれていた、並外れた編集者であるローラ・バン・ダムにも感謝しなければなりません。彼女の、何が正しいことかに対する感覚と、手に手をとって歩んでくれた思いやりが私の助けでした。エリカ・エイベリーは、すべての過程がスムーズに運ぶよう手助けをしてくださいました。発行者であり、編集長であるジャネット・シルバーは、この試みの背後に力強くしっかりと立ち、見守っていてくださいました。販売部長のブリジット・マーミオンと宣伝部局長のローリー・グレイザーのおかげで、この本をワクワクするとても満足のいくものにすることができました。スザンヌ・コープとグレイシー・ドイルとは、この本の宣伝と出版に関する並外れたアイデアとエネルギーを提供してくれました。原稿編集者のペグ・アンダーソンは、作家となるためのすばらしい方法を私に示してくださいました。ホートン・ミフリン出版の方々には、本当にお世話になりました。

私の文章を最初に本として編集してくださったビル・パトリックにも感謝します。そして私の代理人であるグレイビル・アンド・イングリッシュのジェフ・クラインマン。あなたがいつもそばにいて私に道を示してくださり、優しく諭しながらこの旅路を導いてくださったことを本当に感謝しています。あなたのそうした励ましや賞賛があったからこそ、私はあなたと多くのすばらしい仕事を共有してこられたのだと思います。あなたは最高よ、ジェフ。

しかし何にもまして、数え切れないほど多くの患者と彼らを支えるケアパートナーなくしては、この本はあり得なかったでしょう。数々の逸話、喜び、恐怖、涙、そして笑いを私と共有してくださったすべての方々に、心から感謝します。そしてお一人お一人が、私の記憶のなかの大切な宝となって、私の心を満ち足りたものとしてくれているのです。ありがとうございました。

発刊によせて

アルツハイマー病は、二十一世紀に生きる高齢者を大いに苦しめている疾患の一つです。破壊的、かつ非可逆的に進行するその疾患は、何百万というアメリカの高齢者から、言葉、思考、記憶、そして判断力までも奪い去ってきました。アルツハイマー病は記憶力を破壊するため、その人のアイデンティティーの中核を削り取っていくのです。家族の誰かがこの疾患を患うと、家族の生活そのものが、取り返しのつかない状況へと変わってしまうことがあります。それは多くの場合、親と子、夫と妻といった主要な関係の見直しを余儀なくされるからなのです。アルツハイマー病は、ケアを提供する家族に対して、計り知れない情緒的、身体的、そして心理的な負担を強いるのです。

アルツハイマー病は、心臓疾患、ガンに続き、最も費用がかかる三大疾患の一つとして、アメリカの健康政策に多大な影響を与えています。専門家の推計では、二〇〇二年にアメリカ国内でアルツハイマー病患者のケアにかかったコストは、約一千億ドルを上回っていたといわれます。また、ほとんどの患者に最終的に必要となる長期療養の費用に関しては、メディケアやほとんどの健康保険では補償されてはいません。二〇〇〇年におけるアメリカ経済の損失は、六百十億ドル以上であったと想定されていますが、家族の介護のための無断欠勤、生産性の損失、職員の交代などにかかった費用が、そのうちの約三百六十五億ドルにあたるとされているのです。

二〇〇二年におけるＮＩＡ（National Institute of Aging：国立老化研究所）の研究予算では、その四五％がアルツハイマー病研究のために計上されました。こうした予算配分は、私がＮＩＡの資金拠出部長となり、アルツハイマー病とその他の認知症疾患に関する研究の必要性を訴えた一九七五年当時と比較したら、格段の進歩を遂げています。一九五五年から六二年にかけて、私は国立精神衛生研究所に勤務し、健康な老いと認知症に関する研究を行っていました。また研究所の常任職を退いた後も、非常勤として研究を続けました。ですから、私がＮＩＡで研究課題の優先順位を決め始めたとき、認知症に関する私の研究と科学的な興味とが、アルツハイマー病に関する研究を推し進めていく決断を後押ししたのです。

そのときまで、すべての認知症疾患を説明する一般的な言葉として用いられていたのは、「老化」という言葉でした。つまり、患者、医師、そして科学者も同様に、認知症という診断を絶望の感覚でもってとらえていたのです。彼らの悲観的な思いは、「老化＝認知症は年齢に起因する避け得ない結果である」とする間違った考えに基づくものでした。認知症は、しばしば脳動脈硬化症が原因と推測されましたが、研究者は一九七〇年代に入るまで、そうした状況に対する予防法を見つけることができませんでした。ですが、そうした時代に医師たちが、アルツハイマー病を、六十歳以前から始まる老化ととらえることに異論を唱え始めたのです。

社会や科学政策立案者が、加齢に関する基礎的な生態学の調査研究に投資することを躊躇させていたのは、西欧社会での高齢者に対する、または老いた男性・女性に対する典型的なイメージでした。なぜならば、加齢に関する調査にお金をかけることは、まさに老朽化した無能者のためにお金を浪費することだと考えられていたからです。

一九七五年に政府が行った、「脳の加齢」に対する研究補助金の交付は、たったの十二件で、合計七十万ドルにすぎませんでした。ですが、アルツハイマー病に対する不安と関心は徐々に高まり、最終的には連邦政府や私的な慈善資源を動かすことに成功したのです。一九七九年には、アメリカとカナダに十二の独立したアルツハイマー病の研究グループが存在していました。ドナルド・タワー博士は、当時、国立神経・伝達機能障害研究所として知られていた研究グループの所長をしていましたが、私は彼をはじめとするこれら十二の代表者に集まってもらい、互いに連携し、一体化するよう強く勧めたのです。そして彼らの合議体が、現在のアルツハイマー病協会の始まりとして設立されたのです。

時を同じくして、一般市民の間にもメディアを通じて疾患のことが広く知れ渡り始めました。ヤスミン・アガ・カーン王妃が、ヒュー・ダウンズと一緒に『20/20』というテレビ番組に登場し、アルツハイマー病を患った母親である元女優のリタ・ヘイウォースについて思いやりある話をしたのも、この時期でした。また、「ディア　アビィ」で知られるアビガイル・ヴァン・ビュレンも、コラムを通して疾患に対する認識を広める手助けをしてくれました。そして、国立老化研究所、神経研究所、そして精神衛生研究所共同で、アルツハイマー病に関するシンポジウムが開かれ、神経研究所の神経学者であるロバート・カツマン、ロバート・テリー、そしてキャサリン・ビックらがこのシンポジウムを導いていったのです。そして、このシンポジウムのまとめとして *Alzheimer's Disease: Senile Dementia and Related Disorders*（『アルツハイマー病——老人性痴呆と関連障害』（New York: Raven Press, 1978）が出版され、この領域における研究へのさらなる刺激となったのでした。

アルツハイマー病を国家的な研究として優先させる最初の手助けを、トマス・イーグルトン上院議員とジョセフ・アーリー下院議員がしてくださいました。そして今日、連邦政府をはじめボランティア団体や個人産業などが、研究、公教育、そしてアルツハイマー病患者とその家族に対するサービスのためのサポートを行ってくれています。こうした財政的な支援は、基礎生物学や神経生物学における、老化の遺伝的側面や、分子レベルでの理解を深めていくことを可能にしてきました。そして現在では、アルツハイマー病に効果が期待される薬の臨床試験が行われています。ですが私たちは、効果的な治療法がしっかりと見つかるまで、いまなお増え続けるこうした疾患に苦しむ多くの方々のためにも、私たちの仕事を続けていかなければならないのです。

まず第一に、メディケアを改善、拡充し、在宅や地域、そして必要があればナーシングホームにおける療養に対しても、資金を供給できるようにしていかなければなりません。そしてアルツハイマー病患者へのケアの七五％が行われている在宅において、適切なケアが確実に提供されていくよう整備していかなければなりません。なぜならば、アルツハイマー病患者には、継続的な不眠不休のケアが必要となるからです。そして多くの場合、何年にもわたってそうしたケアが求められるのです。

この本では、家族のメンバーや患者のケアに密接に関わる人びとが、避けがたいストレスや、ケアするうえで直面する、想像を絶するさまざまな問題に対処していく発展的な方法を見いだすための、サポートの重要性を明確に打ち出しています。ケア提供者は、愛する人が日に日に精神的・身体的に衰えていく様子を目の当たりにすることで抱く絶望感を乗り越えていくために、もがき苦しんでいるのです。それゆえに、彼らには専門的なサポートが何よりも重要になるのです。

彼らにどのように専門的なアドバイスを提供するのかは、雇用者と政府の両方が最も関心を抱いている部分です。多くのケア提供者は、家事、子どもの世話、被雇用者としてのケアへの責任などをうまくやり繰りしなければなりません。ですから、彼らが自らの社会的責任をまっとうしようとするためには、仕事から多くの時間を割いていかなければならないのです。アルツハイマー病協会の推定では、常勤職に就きながらアルツハイマー病患者のケアを担っているケア提供者の場合、年間で平均二十四日を失うことになるとしています。

政府専門官の推定では、今後ベビーブーマー（団塊の世代）の高齢化によって、アルツハイマー病の診断を受ける人びとの数は急激に上昇し、そのためのコストを維持できなくなるだろうとしています。ですから、薬剤に関する調査を推し進め、より効果的な予防と治療方法とを見いだしていくことが、今日非常に重要であることは明らかなのです。私たちの社会は、こうした科学的、文化的な挑戦に立ち向かっていかなければならないのです。治癒に向けた探求は、近年調査研究を通じてその裾野をアルツハイマー病の原因となる遺伝子や環境要因にまで広げてきました。神経科学の分野では、細胞生物学、科学、ゲノム解析、画像技術の進歩に後押しされ、めざましい発展を見せてきています。またここ十年で、いくつかの疾患に関する原因も発見されてきています。しかし、調査研究への出資が公的なものであれ、私的なものであれ、学術的な研究所や生物工学の企業などによる薬剤研究の発展は、より多くの補助金によって進められていかなければならないのです。

人びとが長生きをするようになったことで、アルツハイマー病を患う危険性も増加しました。今日、六十五歳以上の高齢者では、五歳年齢が上がるごとに、疾患の罹患者数の割合は二倍になるといわれています。解決法が見つかるまで、こうした統計は変わることはないでしょう。七十五歳以上の高齢者の四分の一は、認知機能の低下に対する恐怖を感じており、われわれの老いに対する姿勢そのものも、そうした恐怖によって形作られているのです。

認知症のない老後は、二十一世紀における医学の偉大なる業績となるのです。

国立長寿研究所―USA　所長、代表・最高責任者
マウント・サイナイ医学大学　老年医学、成人発達科教授
医学博士　ロバート・N・バトラー

目次

第II部　ハビリテーションの五つのカギ

第Ⅲ部　もう一つのハビリテーション

第Ⅰ部

アルツハイマー病について

・1・

回り続けるメーター

私のあたまは　時と涙ですりきれた
古い停車場のよう
カフェに積み残された
古いカバンと昔ばなし
もうここに汽車は通らない
荒れ果てた古い停車場
まるで強盗にでも襲われたかのように
私のあたまだけが　置き去りにされている

一九七一年、ある晴れた早春の日の出来事です。その朝、私は夫と二人で、ボストンの南にある小さな海岸沿いの町をドライブしていました。そして、目指していたいつものカフェの前に、駐車スペースを見つけました。そのカフェで私たちはいつも、チャウダーやアサリのフライ、大きなアイスティーなどを分け合いながら、将来の夢を語り合っていたものです。

私が「あら、そこの駐車スペースのメーターにはまだお金が入っているわ」と言うと、夫はサングラス越しに、「よかったね、でも僕のメーターにはもう残りが少ないようだよ」と言ったのです。ですが、そのときの私には、その意味がよくわかりませんでした。というよりは、四人目の子を身ごもっていた私は、夫の言った意味を、どこかでわからないふりをしていたのかもしれません。

ときどき夫が近所の人の名前を思い出せなかったり、頼んだ買い物を忘れたり、車の鍵の位置を間違えたりすることには気がついていました。でも、それらはたわいのないことだと感じていたように思います。それに、夫は広告関係の仕事をしていたのでいろいろな車を運転しなければいけなかったし、何よりもすごく忙しい人でしたので、いちいち細かいことには気が回らないのは当然だ、ぐらいに思っていました。

新しい家に引っ越せば、子どもがもう少し大きくなれば、医者が私の言うことにもう少し耳を傾けてくれれば、いつか状況は改善する、と自分に言い聞かせていました。

ところが引っ越しをしても、子どもたちが大きくなっても、状況は良くなるどころか悪いほうへ悪いほうへと向かうばかりでした。取引先から電話もなくなり、新しい仕事も入ってこなくなり、経済的にもほとんど破産状態になりました。それでも夫の様子はますます悪くなるばかりで、集中力は失せ、自分の考えをまとめることもできなくなりました。ときには前日に仕上げた広告の宣伝文句さえすっかり忘れてしまい、もう一度最初から考え始めたりする始末でした。優しく紳士的だった夫の性格はすっかり変わり、いきり立って怒っていることが多くなっていきました。私は起きている間いつも、「いつか良くなるんだわ」と呪文のように唱えていました。「そう、いつかは……」と。

私たちの認知症の世界への旅立ちは、サポートグループもなければマニュアルや指標一つなかった一九七一年に始まりました。全米アルツハイマー病協会が設立されるまでには、その後十年も待たなければならなかったのです。夫はまだ四十代でしたので、彼の物忘れは年齢のせいではないと私は確信していました。子どもたちはときどき、夫の「ぼんやり」に対して文句を言ったりしましたが、それ以上に気には留めていませんでした。当初、うつの可能性を疑われていた夫は、処方されたバリアムという精神安定剤を常用していましたが、物忘れのために飲み忘れたり、またあるときは処方量より多く服用してしまうこともありました。

ハンサムなスポーツマンで、いつでもきちんとした身なりをしていた夫でした。ですが、だんだんとスーツにネクタイとシャツを合わせることが難しくなり、私が前の晩に彼の洋服を全部並べておくことが習慣となりました。ただ私には、そんなことすら恥ずかしくて、他人にはとても相談することなどできなかったのです。

一九七三年のちょうどそのころ、夫は脳卒中をわずらい半身麻痺になりました。それまでのブルックス・ブラザースの仕立ての良いスーツの代わりに、毎日ジャージだけを着る生活となりました。そして、そのジャージですらも、すぐに食べこぼしで汚してしまうのでした。言葉も不自由となり、以前は流暢な文章を書くことで生計を立てていたビジネスマンが、単語一つ発することさえうまくできない人に変わってしまったのです。神経科の医師にも理学療法士にも回復は難しいと言われましたが、補助具と歩行器とを使って、非常にゆっくりでしたが、なんとかまた歩けるようにはなりました。あのころは家族もそうですが、夫自身が一番つらかったと思います。自分ではどうにもならないというもどかしさは、妻の私にさえ計り知れないものだったと思います。

そのうち、夫は私や子どもたちのことはおろか、自分が家にいるのかどうかさえもわからなくなり始めました。彼はあるときには、家のドアが開かずに大声を出して怒鳴り散らしているかと思えば、またあるときには昔どおりの夫に戻り、生まれたばかりの私たちの小さな赤ちゃんを見て涙を流すこともありました。

それでも彼の症状はどんどん悪くなっていきました。私が彼の現状に少し慣れてきたと思えるころには、それ以上にひどくなっているということの繰り返しでした。時には夫と生まれたばかりのわが子のオムツを、一緒に替えてあげなければならないこともありました。私はこんなことを続けることはできないと思いながら、ただただ途方に暮れるばかりでした。

もう限界だと思ったのは、繰り返し家のドアを開け外へ出ようとする夫に——まるで現状から必死に逃げだそうとしているかのように——幼いわが子がついて行こうとする光景を見たときでした（そのころはまだドア用の安全装置など開発されていませんでした）。夫とわが子が勝手に外へ出てしまう前になんとかしなければならない——私はそう思い、とりあえず新しいドアノブを高い位置に取り付け、古いほうのドアノブはそのままの位置で空回りするだけのものに改良しました。これで、子どもはノブに手が届かなくなりました。しかし、私にとってもっと驚きだったのは、夫には「新しいノブ」という「物それ自体」を、理解することができなかったということでした。夫は、ただ空回りするだけのノブを何度も何度も回していたのです。

実は、この小さな出来事が私の生き方に大きな変化をもたらしたのです。その第一は、割れそうな卵の殻の上を歩くようにビクビクするのではなく、周りの環境と私の対応とを、夫の病気に対してポジティブに変えていこうと決意したことです。そして次に、私はもともと負けず嫌いな性格なので、この現状を、どうしても負けることのできない一つの新しいゲームとしてとらえることにしました。そのゲームは「やるぞ」という心の準備が必要なゲームで、日常の衣食住を含むすべてのことを対象とするものでした。

そう考えると、行動の変化や認知機能の衰えといった夫の症状に対して、いちいちクヨクヨするということがなくなりました。少し変かもしれませんが、神経科の医師に夫の病気は回復の見込みがないこと、そして死に至る疾患であると告げられたことが、ある意味心の支えとなったのです。それはこのゲームが永遠に続くものではなく、ゲームの間だけ全力投球すればいいと思えたからです。

今ここにいるのは、私が大切にしてきた人ではなく、夫の体に宿った別人であると考え、感情も切り離し、その日一日を、いや一分一秒を、家族が生き残っていくためだけに生きていく決心をしたのです。それは、自分にかまうことは当分忘れ、しばらくの間、今日一日の現実に立ち向かうということでした。

精神病院やナーシングホームで他の認知症の人たちと一緒にいれば良くなるという病院のソーシャルワーカーの忠告には、耳を貸さないことにしました。私は当時、夫が病院やナーシングホームにいる他の認知症の人たちとコミュニケーションをとれるとは信じていませんでしたし、また私と家にいれば、あるレベルでは夫とわかり合えると思っていました。それは言葉や認知的なものではなく、もっと感情的な面で夫とはまだ結ばれていると感じていましたし、一緒にいることによって、夫の毎日の生活を、少しでもおびえやフラストレーションの少ない楽なものにしてあげられると思う気持ちからでした。

私はとりあえず二つの表を作りました。一つには、私の努力でなんとかなる、改善できると思えるもの、そしてもう一つには、私がどんなことをしても無理だろうと思えることを書き留めたのです。「行動範囲を広げること」や「一日に一回は笑うこと」は最初の表に、また「言葉がまた話せるようになる」や「庭いじりをする」などは二つめの表に書き込みました。最終的にはこの表もノート一冊分になりました。

はじめのころの表のいくつかを実行してみると、夫の笑顔と家庭の平穏が、どれだけ家族にとって大きな意味のあることなのかがわかりました。私は、隅にうずくまり絶望にくれて一日を終わるのではなく、一日の最後は笑って過ごそうと決意をしたのです。

私はこのノートに書き留めたものから、簡単な「五つのカギ」をまとめ、今では脳血管性認知症、ピック病、レビー小体病など、さまざまな進行性認知症の患者の世話をしている方々に、このカギを教えています。これらはヒューマニスティックなケアの基本的な考え方であり、私はそれを「ハビリテーション」と呼んでいます。ハビリテートという言葉は、元来「服を着せる」という意味なのですが、私はそのもっと古い語源である「できるようにする」という意味で、この言葉を使っています。つまり「ハビリテーション」をしている認知症の患者は、精神的、感情的、知能的にも最大限の力を駆使して生活しているということなのです。そして、ハビリテーションの「五つのカギ」を使うことで、患者とケアパートナーは、お互いを打ちのめすのではなく、自分たちでできることに対してある種の達成感を持てるようにもなるのです（「ケア提供者」という言葉は、ケアを受ける人と与える人との次元の差を感じさせるので、ここではむしろ、「ケアパートナー」または「ハビリテーター」という言葉を用います）。

これらの考え方はもともと自分だけのためでしたが、後に他の認知症患者の方々にも有効だということがわかりました。その「五つのカギ」とは以下のものです。

1　**環境改善**　周りの環境から余計なものを取り除き、できるだけシンプルにして、知覚力の衰えに適応させる。

2　**コミュニケーションは可能だということを肝に銘じる**　話すことのできない言葉の奥には、言葉より重要な感情が隠されていることを忘れず、患者は自分に対する感情に関しては、まだ受け取る能力があると考える。

3 残された力に目を向ける 残っている能力を最大限に生かし、患者に悟られることなく失われた能力を補うようにする。

4 患者の世界に生きる 言い返したり叱咤せず、患者の視点で物事をみる。患者の今いる「場所」と「時」を共有し、そのなかでお互いに喜びを見いだす。

5 患者の人生を豊かにする 患者に失敗させることを最小限に抑える一方で、何かをやり遂げさせる状況を最大限つくりあげ、褒めるようにする。どんな状況でも、できるだけユーモアを見いだす。

以上のカギはそれぞれ、変わっていく周囲の環境や感情、あるいは愛情に対して、患者自身がどう考え、どのように感じ、どう関わり、そしてどのように補正しいくかということを、常に確かめていくことが必要となります。これらのことについて理解を深めていくことが、ひいては治療の成功にもつながるのです。

プロの方々やケアパートナーの方々、また数十年かけて何千人もの患者さんを一緒に看てきた私の個人的な経験から、このハビリテーションの方法は効果的だと断言できます。それは、命に関わるような神経学的疾患にかかっていたとしても、私たち人間には、自分の可能性を最大限に引き出そうとする、生まれながらの欲求があるからです。このハビリテーションの成功例を実際に見た私の友人や同僚たちは、「五つのカギ」を自分たちで研究して実践に移しています。彼らはケアパートナーの負担をいかに軽くするかを研究したり、アルツハイマー病の患者さんのためのアクティビティーを開発したり、老人ホームに実際に住む方々を研究し、建築／インテリアデザインの問題に取り組んだりしています。これらさまざまな分野にわたる研究者たちは、アルツハイマー病のような神経学的疾患でも、患者からこの生まれながらの欲求が失われることはないと信じて研究してきました。そして、この考え方が患者の残された機能、ポジティブな面に焦点を当てなければならないという理解につながったのです。

夫のケアパートナーをしていた間も、私は自分でつくった「カギ」を常に実践したことによって、日々変わる状況を夫と共に乗り切ってこられたのです。夫が一九七六年に亡くなったとき、私は四歳から十六歳までの四人の子どもたちと、自分の両親の家に引っ越しました。最初は、その後の私の身の振り方を考える数週間だけの同居という約束でしたが、結局その後十五年間、一緒に住むことになりました。その間、私は自分の傷を癒し、子どもたちはリトルリーグや高校サッカー、陸上に水泳といろいろな経験をしながら成長していきました。そして友達や恋人に恵まれ、大学や仕事場へと巣立っていきました。現在、家族以外の人間と人生を共有している彼らを見て、もし彼らが違った人生を送っていたら、つまり、夫のアルツハイマー病によるつかみ所のない不安、苦悩、恐怖を体験せずに育ってきたら、はたしてこの子たちはどのように成長してきたのだろうか、と思うことがあります。たぶん家族みんなの――私の夫を含めた――協力があったからこそ、悲劇にならずにすんだのだろうと心から思うのです。

私は両親の家に引っ越してすぐ、地元の病院が経営しているナーシングホームで看護助手として働き始めました。ですが、その後すぐに回復期ユニットのディレクターになることができましたので、進行性認知症（当時は「器質性」とか「慢性」脳症候群などという高尚な診断名に、うんざりさせられている人たちが多かったのですが）の患者さん何人かと、例のハビリテーションの「五つのカギ」に基づいた新しいプログラムを始めることができるようになりました。やがて、新たに入所される患者さんたちも、「五つのカギ」に基づくハビリテーションのプログラムへの参加を希望されるようになりました。私は、日々患者さんたちとの集まりを取りまとめ、施設のケアパートナーたちとともに働き、そして配偶者のためのサポートグループなども立ち上げました。私はこれらのグループを一九七八年から今日に至るまで支援し続けてきていますし、こうした仕事は私の生きがいになっているのです。

ナーシングホームでは、私のプログラムに参加している患者さんのために、特別のケアユニットを作ってくれました。そして私たちはすぐに、ユニットの患者さんたちの認知能力が、以前よりも良くなっていることに気がついたのです。また彼らは、洋服の脱ぎ着や入浴などの日々の生活行動までも、今まで以上にしっかりと自分から行えるようになっていきました。すべての患者さんたちの行動がとても穏やかなものになっていったのです。それは、今まで彼らが内服していた薬の量を減らせる可能性を示すものでした。そしてこのユニットでは、身体の抑制を禁止しました。その代わりに「抱擁すること」を取り入れたのです。

このように、私のプログラムを患者さんたちとともに日々遂行し、スタッフをトレーニングしていくうちに、施設の半分以上の人たちがこのプログラムの参加者となっていました。そこで私はこの「ハビリテーション」という考えに基づいた新しいケアを、個人情報の保護や診断書のプライバシーを管轄する州や国政府の関係省庁に認めてもらおうと試みました。しかし、一九七〇年代のあのころは、人権擁護団体などのグループが認知症患者のプライバシー保護の立場から、彼らのためのユニットを作ることにすら大反対をしていた時代でした。

私にとってこの時代はつらいものでした。アルツハイマー病は新しい病気として診断がなされ始めたころでしたので、認知障害を持つ成人患者のケアを変えていきたいと願う私の考えには、数名の友人を除けば誰も耳を貸してはくれませんでした。ですから、コーネル大学のジョン・パネラという人が、ニューヨーク州ホワイトプレーン市のデイケア施設で、アルツハイマー病患者に影響を与える特別なプログラムの研究をしているということを聞いたときは大喜びでした。

一九八〇年に設立された全米アルツハイマー病協会は、私も含めて、専門的な施設やプログラムの設置を推進する多くの人びとに勇気を与えてくれました。一九八一年には、私たちのナーシングホームにおけるプログラムも、特別ユニットとしての認可が下りました。また、私たちのやり方をモデルにしたプログラムが北東部諸州で展開され始め、私はそれ以来プログラムについての講義や指導に追われています。

それから二十数年、全米アルツハイマー病協会は現在各州にその支部を持ち、ファミリーサポートやケア、教育活動、研究等に貢献しています。また、各分野の専門家がアルツハイマー病に関心を持ち始めたことにより、「ハビリテーション」の考え方を導入することも容易になりました。アルツハイマー病のアドボケート（擁護者）は州や国の関係機関に、これらの特別なケアが患者や家族、病院にどれだけ良い影響を与えているかを話してまわり、その結果として現在ではどの州にも特別ケアユニットが設置され、高齢者用住居や高齢者用施設、デイケアセンターなど、いくつもの施設でアルツハイマー病患者のための特別なプログラムが行われています。

しかし、現在でも専門的なケアとは名ばかりで、ただドアにカギを付けただけの施設があることも確かです。十分に訓練を受けたスタッフと継続的な教育カリキュラム、そしてスタッフ全員がハビリテーションという理念を信じて運営することによってはじめて、本当の意味で「専門的なケア」となりうるのです。全米アルツハイマー病協会や各州にある支部では、施設が名ばかりのところなのか、本当に専門的なケアを提供してくれる施設なのかを見極める手助けをしてくれるはずです。

この本は、在宅での介護を、また在宅以外での介護を考えておられる方々にも、ケアパートナーとしてより効果的で豊かなケアを経験できるように、ハビリテーションの理念と実践的な技術をお教えします。特に、ハビリテーションの考えに基づくケアが最も効果的だと思われる、アルツハイマー病や他の進行性認知症の初期から中期にかけて焦点を当てています。

この本は大きく三部に分けてあります。第Ⅰ部では、アルツハイマー病とそれによる脳の変化がどのように人の行動に影響するかをわかりやすく説明し、また初期の症状を呈している患者に関する事柄をいくつか述べていきます。

第Ⅱ部では、患者がある種の達成感を得られるようなポジティブな環境をつくり上げていくという、ハビリテーションの理念に触れます。余暇の時間の過ごし方、入浴、トイレ、食事を一人でできるようにするため、実践的なシンプルで簡単なコツ、また問題行動への対処法やコミュニケーションのとり方の一端についてもお教えします。

第Ⅲ部では、ケアパートナー自身のケアについて触れ、どのようにすることがハビリテーションの理念に基づき、長期または短期のケアに効果的であるかを説明します。

付録では、時間のないときにも摂れる食事についての情報も載せてあります。

本文中の話はたいていの場合、私自身が見聞きしたものをまとめたものなので、会話などは忠実に再現していませんが、その意味合いに間違いはありません。これらの話は、アルツハイマー病や他の進行性認知症の方々にも、人間的な側面が残っていることを知っていただきたいがために書いたものです。またこれらの話を書くことで、ケアパートナーの皆さんが、認知症患者のすでに失ったものではなく、まだ持ち続けているものをより良く理解し、認知症の人びととの世界を共有しやすくなることを願っているのです。

もしあなた自身が現在ケアパートナーであるなら、この本に書いてあることを全部実践しようなどと思わず、もっと軽い気持ちで読んでください。ハビリテーションの最終目的は、患者とケアパートナー双方が、心身ともにポジティブな環境をつくることなのです。何をすべきか、何ができるのかということを常に見いだそうとすることが、総体的に自分の仕事をやりやすくするのです。そして、できることを行っているあなた自身を褒めてあげてください。

・2・

正確な診断を求めて

ここに私はもういない
どこか他の場所　それが私のいるところ
見つけることが難しく
ここの私を見ることも
そこの私を訪ねることも
そしてどこかに連れ出すことも、　誰にもできない他の場所
でもここに本当に私がいるのなら
私にも見つけられないのはなぜなのだろう
この私自身の姿を

ベスがかかりつけ医のところに着いたのは、予定より二時間以上も遅れてのことでした。「今日は

何日？　何年の何月何日なの？」彼女は恐怖におびえながらオフィスに入っていきました。「私に何が起こっているの？　私は頭がおかしくなったの？」

医師はそう言う彼女を安心させようとしてこう言います。「ベス、もうあなたは七十歳なんだよ。二十歳のときのようにはいかないよ」。

私たち誰もがそうであるように、ベスは今までどおりに行動しようとしていただけです。しかし気分や、認知力、行動能力が劇的に低下するということは、健康な加齢現象では
ない、何か医学的な原因があると考えなければなりません。全米アルツハイマー病協会によると、アルツハイマー病には十の前兆症状があるといいます。

◆記憶力の劇的な低下
◆日常的な動作がうまくできない
◆言語障害
◆時間と場所がわからなくなる
◆判断力の低下
◆抽象的思考力の低下
◆物を置き忘れる
◆気分と行動の変化

◆性格の変化
◆自発性の低下

知的能力の低下や障害があると認知症と呼ばれることがありますが、認知症とは症状であって診断ではありません。もし認知症の症状が認められたなら、それに対する治療法があるのかという判断を下すためにも、さらなる医学的診断が必要となります。大都市の病院には、通常こういった診断を行う診療科がありますが、小さな町などでは、さまざまな部署の医師が必要に応じて集まって診断を行っています。アルツハイマー病の診断をしてくれる病院を探すには、近くのアルツハイマー病協会の支部に電話で問い合わせてみるのがよいでしょう。

アルツハイマー病の診断は、本人の健康診断、心理/神経学的検査、過去の医療データ（入院の有無、疾病歴、家族の疾病歴と死因歴等）、それに自分史（教育歴、従軍の有無、所属団体歴等）に基づいて行われます。神経科医はMRIなどの機器を使って脳の変化を調べ、他の専門医は使われている薬や食事、アルコール摂取量、代謝の変化、うつ病などの認知症疾患に関連のありそうな要因を検査します。

このような認知症専門の診療科では、アルツハイマー病の疾患を確認するだけではなく、他の認知症疾患の原因も見分けることができます。アルツハイマー病に似た症状のものとしては、次のようなものがあります。

◆アルコール依存
◆薬の相互作用
◆情緒的な障害／うつ病
◆内分泌バランスの失調
◆感染症
◆代謝性疾患
◆栄養失調・脱水症状
◆（情緒的／身体的）トラウマ

これらの疾患はアルツハイマー病とは違い、治療が可能です。しかし、ほうっておくと取り返しがつかなくなり、死に至ることもあるので注意してください。

キャリーはアルツハイマー病のサポートグループでの最初のミーティングで、彼女の母テレサを家族が「診断」したことについて話しはじめました。「医者になんて診てもらうほどでもなかったわ」。キャリーも彼女の兄弟たちも、母親が病院でいろいろな検査を受けることを嫌っていました。「母は七十九歳。何十年も知っているかかりつけの医者でさえ、母の物忘れや言語障害は、アルツハイマー病によるものだって言っていたわ」。

サポートグループの他のメンバーはキャリーに、もっとしっかりした神経学的な検査をしてもらうように勧めました。三回目のミーティングの後で、キャリーはやっと「自分の診断が正しかったことを証明する」だけのために、近くの記憶障害クリニックに行く決心をしました。そこで受けたCTスキャンの結果、彼女の母の脳には小さな腫瘍があることがわかりました。腫瘍に対する治療を受けたテレサは認知症の症状もなくなり、また昔どおりの彼女に戻ることができたのです。

近年に至るまで、アルツハイマー病の診断を下すことは非常に難しく、正確な診断は死後に行う脳の細胞診でのみ可能でした。アルツハイマー病は、ドイツの神経科医アロイ・アルツハイマーが約百年前の一九〇六年、長年付き合いのあった五十一歳の若年性認知症の女性患者の脳を調べたことから始まります。死亡解剖で彼は、患者の脳の神経細胞繊維が絡み合っている神経原繊維変化と呼ばれる状態に気づき、これらの絡まりが多く集中して染みのようになっている部分を、「老人斑」(plaque)と名付けたのです。死亡解剖では、これらの神経原繊維変化や老人斑の存在が、アルツハイマー病診断の指標として用いられています(現在ではこの老人斑が、ある種のたんぱく質が変異したものであると判明しており、遺伝子の影響も考えられています。また老人斑の増加が脳の働きに影響していることもわかってきています)。

✣アルツハイマー病の早期診断検査✣

近年医師たちは、死亡解剖を待たずにアルツハイマー病の識別を行うことができるようになってきています。私の専門は「ケアパートナー」なので、ここで最新の医学的アドバイスをすることは避けますが、ここに紹介するいくつかの検査については、皆さんの担当医と相談することをお勧めします。

◆アルツハイマー病診断の指標であるβアミロイドとタウタンパク質の堆積を検査するために、末期患者を対象として行う腰椎穿刺検査。
◆鼻腔の組織検査
◆骨髄検査
◆薬局などで簡単に手に入る市販の嗅覚検査は、あるタイプの認知症の特定に有効。
◆より精密な検査が必要か否かを判断する「七分間検査」（お近くのアルツハイマー病協会にお問い合わせください）。
◆親や親類に若年性のアルツハイマー病患者がいる場合、唾液検査が遺伝的な要因の検査として行われる。

数多くの研究者がこれらの検査の妥当性を研究しており、医学専門誌、メディア、全米アルツハイマー病協会が、常時その研究結果を私たち消費者や専門家に知らせようとしています。しかし、現状では、まだまだこれら検査の妥当性は明白ではありません。

アルツハイマー病患者の脳細胞は、目に見える症状が出現する前に壊れはじめるため、研究者たちは、早期の診断と治療の重要性を訴えています。

もしあなたにアルツハイマー病の初期症状が見られ、家族にもアルツハイマー病の患者がいたならば、すぐにでもかかりつけの医師に相談してください。もし親や兄弟など一親等の親族に、若い年齢でアルツハイマー病を発症した患者がいる場合には、アルツハイマー病にかかる可能性が非常に高くなるという研究が報告されています。また、この傾向が何世代にも及ぶ場合、その確率はさらに高くなるといわれています。現在では遺伝子指標 ApoE4 が、家族の既往歴のなかから家族性のアルツハイマー病の存在を特定するために用いられています。

十年以上も前になりますが、私の友人のチャーリー・ピアースは彼の父親も兄弟もアルツハイマー病にかかったため、自分もそうなるのではないかと懸念していました。チャーリーの書いた家族性アルツハイマー病の本、『忘れることなどできない』(*Hard to Forget*)は、読者に彼のような立場にいる人びとをより具体的に、かつ人間的に理解する機会を与えてくれました。彼はまだアルツハイマー病の症状は出ていませんが、日々発病の可能性が高いことを知りながら生きています。

現在、数多くの科学者たちが最先端の技術を使ってアルツハイマー病をよりよく理解し、新しい治療法の発見と、可能ならば疾患の進行を阻止し、あるいは治癒させるために、遺伝子、ウィルス、生化学、環境問題等の立場からアルツハイマー病の原因追求に従事しています。遺伝子工学や遺伝学の研究者たちは、脳の深部や身体のいまだ解明されていない部分の研究を続けており、チャーリーのような家族性アルツハイマー病発病の可能性を持つ人びとに希望を与えています。もちろんこの本では最先端研究のすべてについて触れることはできませんが、もしあなたが家族性のアルツハイマー病を持つ可能性が高いと思うならば、是非かかりつけの医師に相談してみてください。

❖症状を軽減する薬品❖

ハーブ、各種のビタミン等、薬品類の多くのものがテストされ、そのうちのいくつかはアルツハイマー病の初期段階における脳細胞の退化に対して、ある程度の効能が見られることがわかっています。しかし、治癒させうる薬品はいまだありません。**これらの薬品に対する反応には個人差があるため、主治医の指導なしでの摂取は絶対に控えてください。**ハーブ系、各種のビタミン類には、緑茶抽出物、セレニウム、ブドウの種子の抽出物、またビタミンA、C、E等の老化防止剤があります。銀杏の抽出物が記憶改善の薬として出ていることがありますが、アルツハイマー病患者の記憶を回復させる作用があるかどうかはいまだはっきりとした研究報告がされていません。また銀杏には血液の抗凝固作用があるため、さらなる問題を抱えてしまう可能性があることも事実です。

政府から認可を得ている薬のなかには、アルツハイマー病の症状を緩和する傾向が見られる一方で、一部の人びとに対しては、反対に症状を悪化させる働きがあることも報告されています。薬に対する患者個人個人の反応も異なりますし、効果が現れるまでに必要な服用期間にも個人差があります。体重の減少と短期記憶の低下が特徴として現れるアルツハイマー病患者には、アリセプト、エクセロン、レミニル（訳注：ともにアセチルコリンエステラーゼ阻害薬。日本で現在用いられているのはアリセプトのみ）が効果的でしょう。またセレブレックスやナプロゼン等の消炎剤は、老人斑の形成に伴う脳組織の肥大を抑えるのに効果的です。これらの薬剤は疾患の進行を遅らせたり、症状を緩和したりする効果があります。また、ＵＳＦＤＡ（米国厚生省）の認可はまだ受けられてはいませんが、アグスラ（メマンチン）は臨床研究では、アルツハイマー病の中期から終末期の患者に見られる症状の悪化を防ぐには、効果的であることが報告されています。

薬品のなかには、アルツハイマー病に罹患する確率を低くするものもあります。たとえばコレステロールを下げる薬（スタチン等）は、アルツハイマー病に伴う細胞の衰えを防ぐ効果があるとする報告があります。また、サバやイワシ等、オメガ3と呼ばれる脂肪酸を含む冷水魚（訳注：低い水温に生息する魚のこと。イワシ、アユ、ヤマメ、マス、サケ、タラ等）を食べることが、脳の活性作用につながるとも言われています。

これらの薬やサプリメントは、アルツハイマー病の初期から中期（約五～十年間）に最も効果があるでしょう。

またアルツハイマー病の診断を受けたならば、早急に日常生活に関するいろいろなことを片づけておきましょう。ビルはそのことについてこう語っています。「生きていかなきゃならないんだ。今ならまだできること、やりたいことが山のようにあるんだ」。多くの人がそうであるように、彼にも奥さんとヨーロッパ旅行をしたり、孫たちとディズニーランドに行く夢がありました。彼は診断を受けた後、今まで延ばし延ばしにしてきたこれらのことをすぐに実行に移したのです。「こんなことになるなんて思ってもみなかったさ。一つもうれしいことなんかないけど、何の準備もできないまま交通事故で死んじまうよりマシだよ。これからは、残された時間のなかで、できる限りのことをするよ。いろいろ面白いことを考えているんだ」。

新たにアルツハイマー病の診断を受けた人は、自分の頭が「おかしくなる」のではないことを知っておく必要があるでしょう。あらゆる機能面での変化は、すべて身体的な疾患にその原因があるのです。訳もなくただ恐れているよりは、自分は神経系の疾患を患っているとしっかりと認識することのほうがはるかに気が楽になるのではないでしょうか。誰もアルツハイマー病と診断されたくはないでしょう。ですが、もしそのような正確な診断を受けた場合でも、自分のこれからの人生をより良くするために、具体的でポジティブな対応ができるのだということを知っておいてください。

そして、もしアルツハイマー病の診断が明確になったならば、そのときこそケアパートナーが「何があっても、私はあなたのそばから離れないわ」と伝えるべきときなのです。

・3・

何が起きるのか——最初の決断

どんなずるでも
するかもしれない
この思いをやり過ごせるなら

ゲリーは六十一歳。高校で数学を教えていましたが、授業中にも物忘れがひどくなったため早期退職を決めました。それまではずっとやさしい面倒見のよい彼でした。しかし、最後の一年間は、中間試験の採点を忘れたり、職員会議を忘れたり、しょっちゅう自分の車の駐車場所が思い出せなかったり、今まで十九年間やってきた自分の授業の内容までも思い出せなくなってしまいました。家ではやかんを焦がしたり、電子レンジで物を爆発させたりしていました。そして最後には、台所でボヤを何度か出してしまい、それ以来毎日冷たいものばかりを食べていました。

他の職員のなかには、ゲリーの行動が何となく以前より遅くなったことに気がついた人もいたようですが、なかには彼がアル中かうつ病ではないかと疑っている職員もいたようです。ある同僚は、「原因が何であれ、とにかく今までのゲリーじゃないんだよ。親しい友人として彼に申し訳なく感じるよ。だって、彼はいつだって『歳をとっただけだよ』って言って、不意に話題を変えてしまうんだ。何かおかしいことはわかっているんだけど、ゲリーは話したがらないんだ」と言いました。ゲリーは、アルツハイマー病の初期段階にいたのです。

シェリーも、ゲリーと同じようにアルツハイマー病の初期段階にいましたが、ゲリーと違って彼女は昔から横柄な人でした。過去五十年間、シェリーは主婦として夫のハワードと三人の息子の世話に力を注いでいました。はたからはすべてがうまくいってるように見えました。ですが、子どもたちが大きくなり結婚して自分たちの家庭を築くようになってくると、以前よりさらに押しつけがましくなり、息子たちとその妻たちも彼女のことを煙たがるようになってきたのです。

そのうちに家族の誰もが、以前にも増してシェリーが気難しくなったことに気がつき始めたのです。たとえば、自分の失敗を指摘されると、ドアを「バタン」と思いっきり閉めて部屋から出て行きました。また、同じ話を何度も繰り返していることを息子たちに指摘されると、大声で「今すぐこの部屋から出て行きなさい」と怒鳴り散らしたりしたのです。さらに、息子の妻たちは、舅のハワードの腕に大きな青あざができていることにも気づき始めました。ハワードによれば、それはシェリーがゲートボールの木槌で彼を殴った跡だということでした。ハワードはその他にも、彼女が車の運転を続けていることを危惧していました。「いくら言っても運転を止めないんだ。いつか人を轢くんじゃないかと思うんだけど、私には止められないんだよ……」。

以前にも増してシェリーの認知能力は低下しましたが、彼女の横柄な振る舞いは良くなるどころかひどくなる一方でした。それどころか、周りにいる人みんなに怒りを爆発させることによって、自分のやり方を通そうとしたのです。それはまるで、彼女にできる唯一の方法で、「ここでは私が主導権を握っているのよ。それを忘れないように」とでも言っているかのようでした。

ゲリーやシェリーの場合と同じように、通常はまず同僚、友人、家族、ヘルパーなどが、進行性の認知症が疑われるような気分の変化や振る舞いに気づくことが多いでしょう。きっと、当の本人たちも気がついているのかもしれませんが、その意味に正面から相対することができないでいるのかもしれません。本人たちはすでに日常生活のパターンを自分なりに変えているのでしょうが、結局は「こんな出来事は一時的なことで、長い休暇でもとってゆっくりすれば大丈夫」などと希望的観測をしているのかもしれません。

✣アルツハイマー病の進行✣

アルツハイマー病は通常、初期、中期、末期の、三つのステージに分類することができます。各ステージは、短ければ一年、長い場合では十年間と個人差があります。初期から末期に至るまで、「患者に起こる変化」を表（30、31頁）にまとめてみました。しかし、目に見える変化は個人差が大きく、明白なものから気づきにくいものまであることを理解しておくことが大切です。ケアパートナーが一貫して我慢を強いられる理由には、「アルツハイマーについて予測できることの一つに、〝予測できない〟ということがある」のですから。

アルツハイマー病と診断されたならば、本人、または家族や友人はすぐに患者のケアに関するいくつかの重要な事柄を調べ始める必要があるでしょう。なぜならば、アルツハイマー病患者のさまざまな日常生活を在宅で援助していくには限界がありますし、専門的なケアを必要とすることもあるでしょう。そしてそのためには、早くから念入りな費用に関する計画を立てていくことが重要となるのです。

どんなに患者個人の財産が少なくても、ファイナンシャルプランナーや高齢者のケアを専門とする弁護士ならば、本人以外が財産の管理をしたほうがよいと勧めるでしょう。メディケイド（州単位の保険制度）しか持たず、個人の財産が何もない人たちの場合、ケア施設によっては受け入れてもらえない場合があることも知っておく必要があります。ケアパートナーは、お金が入り用になったときどのように工面できるのか、また誰がその財産を管理しているのかを知っておく必要があります。財産の管理についてはここで詳しく話すことはできませんが、まずはじめに、信用のおけるファイナンシャルプランナーに相談することをお勧めします。

自分に判断能力がなくなったときのことを考え、患者は委任状など法的なものを通して自分の財産、健康管理を誰かに任せることが大切でしょう。また、生きている間に自分に必要のない財産を売

細かい動作（たとえばボタンのはめ外し）ができない 日常生活動作（ADL）能力がさらに悪化する 物の使い方がわからなくなる 書き言葉を理解できない 性的関心の高まりを表出することがある	中期のはじめ
繰り返しの言動が目立つ 幻覚・妄想が出現する 社会的に適切な行動が難しくなる 視覚認知に変化が起きる 感情の起伏が激しくなる 集中力が極端に低下する 破滅的な反応を表出する（大げさな反応，感情の噴出） すべての日常生活動作（ADL）に援助が必要となる 欲求不満，引きこもり，怒ることがひんぱんになる よろよろと足を引きずるように歩く	中期の中ごろ
失禁する ほとんど理解不能な状態となる 下方を凝視する 音の識別ができない	中期の終わりごろ
言語能力をすべて失う 総体動作能力（座ること，歩行）を失う 嚥下困難が生じる 24時間体制でのケアが必要となる	後期・末期

＊ADL（Activities of Daily Living）は入浴，着替え，整容，食事，排泄等を指す。

患者に起こる変化

行動の変化	ステージ
約束事を忘れる 知人の顔を忘れる 時間がわからなくなる 最近の出来事や情報を覚えていられない 道に迷う 言葉がうまく出てこない 日用品を置き忘れる	初期のはじめ
決断や選択ができなくなる 集中力がなくなる 人を責めたり被害妄想になる 現実と空想の区別がつかなくなる 思いどおりの行動ができない 言われたことをよく勘違いする 判断力が鈍る	初期の中ごろ
引きこもり，落ち込んだり，怒りっぽくなる 物事を順序よく行えない 話にまとまりがない 言葉をよく間違える 書くことができない 日常生活動作（ADL）が一人で行えない 計算がうまくできない 反応が鈍い	初期の終わりごろ

却できるよう、リビングウィルなどの作成もお勧めします。「リビングウィル——五つの願い」は、患者の感情やスピリチュアルなニーズを取り入れたもので、死のタイミングやどれくらいの延命措置をとってほしいかなど細かい指示を与えることができ、多くの州で認可されています。健康管理の委任状（これは法的委任権やリビングウィルにも関連しています）は、誰か信頼のおける人物に自分のケアに関する医療的決定権を委ねる手段です。もちろんこれらのことについては、各個人の状況に合わせて弁護士などへ相談すべきでしょう。

アルツハイマー病患者が最も恐れていることの一つに、車の運転をやめる決断を下さなければならないことがあります。特に自分でその必要を感じていない場合や、自分の運転に問題があると認識していない場合がそうでしょう。ケアパートナーがこの問題について患者と対立しなければならなくなった場合、患者は「今まで一度も事故などを起こしたことがない」とか、「お前よりは私のほうがずっと運転がうまい」など、大声で怒鳴り散らされる場合が多々あります。ですが、これらの言葉を説き伏せようとはしないことです。問題は、患者の運転歴ではなく、これからどうなるかなのです。アルツハイマー病では、反射や判断力、道の方角、反応時間、決断等に関して認知する力が低下します。最終的には車の運転をあきらめさせなければならないでしょう。

アルツハイマー病の初期と診断された患者の多くは、道に迷ったり事故を起こしたりする前に、たいてい自主的に運転をやめる場合が多いようです。ですがその一方で多くの患者が、独立心を失うことや人生を自分でコントロールできないことへの恐怖を感じていることも事実のようです。ケアパートナーとしては、車のカギを隠すとか、運転席に最初に乗ってしまうとか、車のバッテリーをはずしてエンジンがかからないようにしてしまうとか、信頼のおける医者に運転不適切の「処方箋」を書いてもらうとか、とにかくさまざまな工夫をして患者に運転をさせないようにすることが大切です。もし患者本人の車が一台あって、また家族にも一台あるような場合には、患者の車はできるだけ早く処分し、視界から見えなくしたほうがよいでしょう。「いま修理に出してるよ」とか、「チューンアップ中だよ」とかの言い訳で時間を稼ぐことが大切です。そしてこういう策略は、患者自身が「もう運転はしたくない」と思う日まで継続しなければなりません。その日は遠からず必ずやってくるのです。

✣ケアプランを練る✣

在宅介護をするにしても、またナーシングホームやケア付き住宅のような介護施設で介護をするにしても、ケアパートナーや家族がアルツハイマー病患者のケアプランを練ることは大変重要なことです。ケアパートナーは、ある一定の期間が終わるまでは患者の身体的、社会的、情緒的、またはスピリチュアルなニーズが満たされるようなプランを練ることが必要となるでしょう。またアルツハイマー病は常に進行していくため、病気の症状に合わせて計画を常時更新していく必要性もあります。これがケアプランを練ることの第一の目的なのです。

最初は、介護に携わる人びとと相談しながら、ごく簡単な計画を書き留めるだけでもよいでしょう

[質　問]	ない	1～2回	3回以上
14. 過去2年間に，違反切符を切られたり，警察に止めらたりしたことが何回ありますか？	○	△	□
15. 過去2年間に何回事故を起こしていますか？	○	□	□

[自己採点]

□△○の数を数えて下の式の中に入れてください。

ステップ1：右の□の中に，上で算出した□の数を入れてください。

□×5＝＿＿＿＿＿

ステップ2：右の△の中に，上で算出した△の数を入れてください。

△×3＝＿＿＿＿＿

ステップ3：□の数に5をかけてください。

ステップ4：△の数に3をかけてください。

ステップ5：ステップ3と4の数字を足してください。

あなたの得点　＿＿＿＿点

[自己採点の解釈]

点数が低ければ，あなたは安全なドライバーです。ですが，点数が高い場合，あなたは自分自身ばかりではなく，周りの人たちに対しても危険なドライバーです。

0～15点：「すすめ！（青信号）」あなたは安全運転が何かを熟知しており，またそれを心がけた運転をしています。

16～34点：「注意！（黄信号）」あなたの運転には多少問題がありそうです。さらに安全運転を心がけましょう。

35点以上：「止まれ！（赤信号）」あなたの運転は安全に大きな問題があります。あなた自身ばかりではなく，周りの人たちをも危険にさらしています。

これらの点数は，55歳以上のドライバーが交通安全協会に自己申告した運転マナーに基づいています。そのため，あなたの得点は重要ではありますが，数としては限られた質問項目だけがベースになっていることも事実です。あなたの安全運転に関する全体的は評価は，運転免許試験や身体／医学的な評価等も含めたもっと多くの項目で判断されることが必要ですが，ここでの点数は，あなたがどのくらい安全な運転をしているかどうかを知る目安にはなるのです。

一般的に□はすぐにでも改善が望ましい運転状況，△は改善が望ましい，または改善が近い将来必要になるであろう状況，そして○は安全運転を示しています。

＊このクイズは，交通安全のために米国自動車協会（AAA）基金によって用いられているものを，許可を得て修正して用いています。

55歳以上のドライバーのための，運転自己採点表

これはあなたが車の運転をやめるべきかどうかを知る診断クイズです。

[やり方]

次の15の質問について自分に当てはまると思う箇所に印を付けてください。

[質　問]	ある／よくある	時々ある	ない／ほとんどない
1．車線を変えるときは合図を出して後方確認をする。	○	□	□
2．シートベルトを着用する。	○	□	□
3．交通法規や高速道路の規制等について，常に最新の情報を得ようとする。	○	△	□
4．交差点はさまざまな方向からの交通があるので好きではない。	○	△	○
5．高速道路に入るタイミングは難しい。	□	△	○
6．運転中に危険な状況に出くわしたときの反応時間は，以前より遅くなったと思う。	□	□	○
7．感情が高ぶっているときは，その高ぶりが運転に現れると思う。	□	□	○
8．運転中ぼんやりすることがある。	□	△	○
9．運転中に怒ることがある。	□	△	○
10．視力検査を定期的に行う。	○	□	□
11．処方薬が自分の運転能力に与える影響を主治医や薬剤師の人たちと話している（もし常用している薬がない場合はこの質問を飛ばしてください）。	○	□	□
12．健康のための活動や習慣に関する情報について，いつも新しい情報の収集を心がけている。	○	△	□
13．自分の子どもたち，家族，友人たちが，自分の運転について心配してくれている。	□	△	○

（例：「デイケア――週三回を継続する」等）。

ケアプランの内容は、あなたが患者に常日頃やってもらいたいと思っている事項のことを考えればよいでしょう。最初は、アルツハイマー病と診断される以前の日常行動でもいいのです。病気が進行すると新しい症状が現れ始め、新たな介助が問題化してきます。たとえば、夕暮れ時に暴力的になる「サンダウニング・シンドローム」（夕暮れ症候群）などがそれです。こういう状況になった場合には、夕刻時には友人を招かないなどの対策を練ることが必要です。

ケアプランを練る場合は、次のような事柄に注意してください。

身体的な事項　アルツハイマー病患者は身体的に問題を抱えていませんか。清潔は保たれていますか。服は着られていますか。食事は摂れていますか。よく眠られていますか。もし望んでいるなら定期的な性交渉を営めていますか。

社会的な事項　患者はある程度の社交的な生活をしていますか。ひきこもりがちではありませんか。落ち込んではいませんか。暴力的ですか。患者の社会的な生活を変えることで行動障害を改善できそうですか。

感情的な事項　患者は情緒面での問題を抱えてはいませんか。ここで問題なのは、患者の被害妄想的感情が取り除かれているか、また独立心、心地良さ、親密性、愛情などのさまざまな感情が満たされているかどうかを把握することなのです。

スピリチュアルな事項　患者のスピリチュアルなニーズは満たされていますか。この事柄は数字として表すことは難しいのです。スピリチュアルなニーズとは、礼拝に参加することから鳥に餌付けするなどのちょっとした事柄までもが含まれますが、とにかく発病以前のこれらのニーズが満たされているかということです。

これらの事柄については定期的に計画の見直し、変更が必要です。一月から父親のリックをケアしていたコニーのケアプランを例に取り上げてみましょう。コニーは入浴、食事の世話をし（身体的ニーズ）、定期的に友達などと近くの公園を散歩し、週に一回は好きなレストランへ彼を食事に連れて行きました（社会的、情緒的ニーズ）。また、彼の部屋・工作部屋では、彼が好きなことをする時間も設けていました（スピリチュアルなニーズ）。二月に入り計画の見直しをした際、コニーは父親がレストランで暴力的になり、混乱することに気づきました。そこで、その週からはレストランに行くことを隔週とし、その代わり二週間に一度は出前を取ることにしました。三月に入ると月二回のレストランでの食事も難しくなり始めたので、結局外食はすべて中止しました。

ケアプランの評価はケースバイケースですが、たとえば在宅介護の場合などでは、ケアパートナーは月に一回はプランの見直しを行う必要があるでしょう。生活支援施設やナーシングホームにおいては、患者の日々の言動、余暇活動、メニュー、投薬等の決定に、このケアプランが使用されています。通常これらの施設では、三カ月に一度の割合で計画の見直しがなされています。

在宅介護において月一度の見直しを行うことは、ケアを手伝ってくれる人たちと話し合いが持てるよい機会にもなります。たとえば、週に一度祖父を散歩に連れ出してくれる孫や、火曜日の午後数時間だけ面倒を見てくれる妹たちとも話し合うことができるのです。月に一度のこのちょっとしたミーティングが、彼らヘルパーと一緒に「来月もがんばれるぞ」と確認し合える場にもなります。「今月の月曜日は、午後三時から六時までいてもらえないだろうか」など、ヘルパーはこのミーティングを通して自分のスケジュールを調整することができるため、他の人びととの相互理解ということでも役立つでしょう。

ケアパートナーは、患者がどんな行動ができなくなり、どういう行動ならばまだ可能なのかを常時知っておくことが大切です。たとえば、オーブンを消し忘れてはいないかとか、やかんに焦げ跡がないかとか、冷蔵庫に腐った物が入っていないかとか、あるいは家の中が以前に比べ乱雑になっていないかなどです。こうした手段的な日常生活動作の悪化について、ケアパートナーはあわてることなく、これらのことが後々危険な状況につながる可能性があるという認識を持つことが必要です。それが、この時点で周りの人びとやプロの援助を頼むきっかけとなるかもしれません。前掲の「患者に起こる変化」の表を再評価の基準にして、患者の現状を把握するのに役立ててください。

・4・

「ハビリテーション」という新しい方法

運転免許は渡しても
自由までは手放さない
運転は　あなたがするといい
でも、どこへ行きたいのかは
私があなたに　教えてあげる

四十五人が入居しているとある老人ホームの二階で、一人の職員が朝日を取り入れようと各部屋のカーテンを開ける作業をしていました。

「母に会いたいの」。マリーは壁づたいによろよろと歩きながら、誰に言うでもなく一人つぶやきました。

たまたまそばを通りがかった看護助手のクレイリーは、彼女の手を優しく握りながら、「マリー、あなたのお母様はずっと前に亡くなったのよ」と言いました。

するとマリーはその手を激しく振りほどきながら、「生意気なこと言わないで、何も知らないくせに」と言い返したのです。

「思い出して、マリー。あなたのお母様は、あなたが四十代のときに亡くなっているのよ。今あなたは八十七よ」。

そう言う看護助手のクレイリーを押し退けて、マリーはこう続けました。「母は今朝ここにいたわ。いつものように二人で朝食を食べたのよ。そこをどいてちょうだい」。

クレイリーは優しくマリーの手を取って、大きな文字のカレンダーがあるナースステーションに導こうとしました。

「あなたとは行きたくないわ」。

「あなたに今日の日付を見せたいの。あなたのお母様はずっと昔に亡くなったのよ」。マリーを握るクレイリーの手に力が入りました。

「あんたって、あんたって、あんたって、このあばずれ！」。マリーはそう怒鳴りながらつかまれてないほうの手を振り回すと、偶然にも手の甲でクレイリーの顔面をたたく格好になってしまいました。

クレイリーはすぐに助けを呼び、マリーはすぐさま精神安定剤の注射を打たれました。その日の午前中一杯、マリーはナースステーション前の椅子に縛りつけられてしまったのです。その場所ならマリーを観察することができたからです。

最近までよく見かけられたこのような光景は、自分や他人を傷つけるおそれのある患者に対して、「適切な介護」という名の下に行われてきた介護の実際なのです。クレイリーの行動は「リアリティ・オリエンテーション」(見当識訓練)と呼ばれる理論に基づいており、職員は入居者に〝現在の場所と時間〟の感覚を促すようにと指導されてきました。これはすべての入居者が、現在自分がどこにいるのか、朝食に何を食べたのか、今日は暦の上でいつなのか、アメリカの今の大統領は誰なのかという事柄を知っておくべきだという考えに基づいています。

「あなたのお母様はずっと昔に亡くなったのよ」というのは、患者本人の理解能力をはるかに超えていることであるにもかかわらず、現実的な感覚の指導をしようとするリアリティ・オリエンテーションのよい例です。そして、不幸にも母の死という「現実に直面する」こと自体が、悪い結果として表れてしまったのです。マリーの怒りの感情の爆発は、彼女が無意識的につくり上げている虚構に対する防御反応でしょう。感情が先立ち、うまく言語表現ができないこともあいまって、攻撃的な行動に出たと思えます。マリーにとっての現実では、彼女の母親は健在で、今朝も一緒に朝食をとっているのです。

リアリティ・オリエンテーションの方法は、いわばハビリテーションの反対側にあるといってもよいでしょう。ハビリテーションでは、患者の現実がどのようなものであっても、ケアパートナーは患者のその現実のなかに自分を置かなければならないと教えます。これは「・*1*・」で話したハビリテーションの第４条にある「患者の世界に生きる」ことなのです。すでに論理的な思考力を失っている患者を相手に議論することは、もめごと以外の何も生み出さないと教えています。

ここで、前記の状況をハビリテーションの訓練を受けた職員が対応するとどうなるか、考えてみましょう。

マリーが母親に会いたいと言い出したら、看護助手は「あら、あなたのお母様のことをもっと教えて」と切り返すでしょう。

「母は料理がとても上手なの」。

「どんなおいしいものを作ってくれるの？」。

「そりゃ、パイが一番よ。私にも真似できないのよ。ああなんだかお腹が空いてきたわ」。

クレイリーはマリーの手を引きながら食堂に向かい、「私もなんだかお腹が空いてきたわ」と言い、「ちょっとコーヒーでも飲んで待っていてください。お友達のパットを呼んでくるわ」と話しかけます。

そうすることによって患者の威厳は保たれ、薬の制御にも頼らず、彼女はコーヒーを片手に友達を待つでしょう。母親に対する彼女の思いは次第に薄れ、逆にクレイリーのやさしい笑顔と温かい手のぬくもりだけが残ることでしょう。

ハビリテーションの条項に従って、クレイリーは論理的思考能力のない患者の「現実」についての言い争いを避けることができたのです。それと同時にこの看護助手は、さみしさや人恋しさというマリーの感情的ニーズを十分に満たしたのです。クレイリーは、マリーの失望感をも取り除いたと思われます。この方法をとることで、看護助手のクレイリーは、〝患者とのコミュニケーションは可能であることを肝に銘じる〟〝患者の世界に生きる〟〝患者の人生を豊かにする〟という、ハビリテーションの第2、4、5の条項を取り入れて行動したことになります。

このことに加えて、既存のナーシングホームやケア施設が、新しいケアの方法を取り入れるには時間やスタッフが足りないと訴える時代にあって、このハビリテーションの手法では、マリーにかかる手間と人員が最小限に抑えられたことも特筆すべきことでしょう。

ハビリテーションは、特にアルツハイマー病初期の段階では、患者が外界との接触を続けながら自立性を保つために非常に効果的な方法です。買い物や銀行に行くこと、洗濯や運転をすることなどは、症状の進行とともに患者にとっては非常に難しい行動となっていきます。周りの人びとの助けを得ながら簡単なルールに従って介護を行うことで、ケアをする人も容易に彼らのそういった行動を手助けすることができるようになります。

例を挙げてみましょう。ある日の午後、ジュディとポールは家に友人たちが訪れてくるのを待っていました。ポールが紅茶の用意をしている間、ジュディは西日の入る窓の反対側に置かれたソファに腰を掛けていました。そのうち友人たちが来て、みんなでクッキーを食べながら紅茶を飲んで静かな午後の歓談となりました。

するとジュディが突然立ち上がり部屋を横切ったかと思うと、反対側にいる友人の頭を乱暴につかみながら「やめて！　やめて！」と叫びだしたのです。

ポールはとりあえず彼女を部屋の外に連れ出しました。また友人たちも状況を理解し、ポールの謝罪を受け入れて帰って行ったのです。以前のポールなら「病気だから仕方ない」で終わらせていたでしょうが、サポートグループのミーティングに数カ月間通った経験から、彼は何がジュディのこうした行動の原因になったのかを見いだすことにしたのです。彼はまずリビングに戻ると、ジュディが今まで座っていたソファに自分で腰をおろしてみました。するとそこには、先ほど友人が座っていたちょうど同じ場所から、強い西日が目に入ってくることに気づいたのです。ジュディはこの西日をどうにかしようとして、ちょうどそこに座っていた友人に立ち向かって行ったのです。ポールはすぐにブラインドを下げました。こうすることだけでポールはジュディの、そしてまた彼自身のストレスを取り除いたというわけなのです。

これは後の章でも述べますが、ケアする人間が少しだけ環境を変えることによって、患者はより長く自立した生活を送ることができるようになるのです。たとえば、「自分が家族のために役立っている」と思える家事のひとつである「洗濯」については、次のようなアドバイスがあります。

- ◆洗剤を洗濯機のすぐそばの見えるところに置いておく。
- ◆いろいろな容器に番号を振っておく（洗剤に①、柔軟材は②というように）。
- ◆いつも使用する洗濯機の操作部の目盛りに、マニュキアやペンキで目印をつけておく。

◆簡単な操作手順を書いた紙を、洗濯機の横に貼っておく。
◆なるべく毎週、同じ曜日（たとえば日曜日）の同じ時間帯に洗濯をするように習慣化する。

また別の例として、ハビリテーションのアプローチが、リンダと彼女の母親のダイアンにとってどれほど効果的だったかについて述べてみましょう。ダイアンはアルツハイマー病サポートグループのミーティングで、いつも次のような不満を述べていました。「娘は私にもう洗濯もさせてくれません。私が洗濯をすると彼女の仕事が余計に増えてしまうからだと言います。彼女が言うには、色物と白い物を分けて入れないとか、洗濯機に洗剤を入れないとか。そんなことがあると思いますか。娘は『ママ、私が出かけている間、洗濯機には近づかないでよ』なんてまるで子ども扱いします。もし誰もが私を役立たずだと思うのなら、一日中テレビの前で木偶《でく》の坊みたいに座っていますよ」。

ダイアンが洗濯をすることは、客観的にみるとおそらく娘に負担をかけていたと思われますが、こういう状況ではダイアンの欠点を指摘するのではなく、彼女にもまだできることは何なのかに焦点を置くべきなのです。たとえば、リンダは母親にきれいになった洗濯物をたたむ仕事（反復作業なのでアルツハイマー病患者にも比較的こなせる）を頼むこともできます。もちろんふだんより時間はかかるでしょうが、ここではそんなことが問題なのではなく、ダイアンの人間としての「尊厳」が問題なのです。ですから、手伝ってもらった後にリンダが感謝の気持ちを母親に表すことが、お互いを心地良くさせることになるのです。

アルツハイマー病の患者にとっても、人生は「ただそこに居ること」ではなく、「何かをしていること」なのです。進行性の認知症の人びとが心のどこかにいつも思っていることは、「家族や社会のために私に何ができるのか」ということなのです。ただ介護を受けて痛みを和らげてもらうだけでなく、彼らはできる範囲のなかで「役に立ちたい」と思っていることを忘れてはいけません。

✣「まだできること」に焦点を当てる✣

家族はよく、患者の病状が実際に介護を必要とするようになるずっと以前から、患者がどれだけ多くの日常行動ができなかったのかを医師や看護師に訴えることがあります。こうした問題は、専門的に「過剰援助に伴う障害」と呼ばれています。患者に少しでも難しい課題があると、ケアパートナーは優しさのあまり、ついつい患者のために何もかもしてしまう傾向があるのです。これは当面の解決策にはなりますが、徐々に患者の能力を奪う結果ともなってしまいます。

ハビリテーションの考え方がピーターをどのように救えたのか、次の事例を見てみましょう。彼は病状が進行していて、日常生活動作のほとんどがうまくできない状態でイライラしていました。さらに、彼を子ども扱いする家族に対し、ピーターは以前にも増して自分の自立性を保持しようと躍起になっていました。

ある朝、彼はいつものように誰よりも早くバスルームに行きました。これは、自分のことは自分でしようとする気持ちの表れでした。ピーターはまず洗面所の前に立ち、自分がここで何をしたらいいのかを考えました。ですが、自分がどこにいるのかさえよくわからないまま考え続けていたのです。すると、パジャマのズボンが温かく濡れているのに気づいたのです。

それでも彼は、目の前にあるいろいろな物を手に取りながら考えを続けてみるのですが、それらが何をするための物なのかさえ、あまり理解できないでいました。「ああ、これは歯に使うモノか」とつぶやきながら、彼は赤と白の縞のチューブから緑のペースト状のものをひねり出し、ていねいに自分の歯になすりつけました。

そうこうしているうちに、ピーターは濡れて冷たくなったパジャマのズボンが気持ち悪くなり、ずり下ろそうとしました。しかし、腰のところで縛ってあるため、なかなか脱ぐことができません。最後は風呂のふちに座ってパジャマを強くひっぱり、ボロボロにしてしまいました。パジャマのズボンが原型をとどめないほどにボロボロとなり、生地の一部だけが腰の紐にぶら下がっているような状態になった時点で、やっとピーターは気持ち悪さから解放され、満足したのです。

すると妻のアビーが突然バスルームに入ってきて、大声でこう叫んだのです。「なんてことしてくれたの。いいパジャマが台無しじゃない。それに顔中歯みがき粉だらけよ。もうどうしたらいいのよ」。

妻はさっそく電話で娘に助けを求め、ピーターをきれいにし、服を着替えさせました。ですがピーターは、このように子ども扱いされることが一番嫌だったのです。もし彼が自分の気持ちを言い表せるなら、きっとこう言ったことでしょう。「僕はまだここにいるよ、いなくなった訳じゃない。君にすべてやってもらうよりは、失敗してもいいから自分でやりたいんだ。何か小さなことでもいいから自分でさせておくれよ。それでもしパンツを頭にかぶるようなことになったって、それは別にどうってことないじゃないか。自分で自分のことをすることが、どんなに気分のいいことなのかわかる？　僕がしでかすことではなく、僕が心の中でどんなふうに感じているのかを、見ていてほしいんだ」。

アビーもハビリテーションの原則に従っていれば、ピーター自身の生活習慣をもっと自立的に支える手助けができたでしょう。たとえば、パジャマのズボンは腰紐にゴムを使えば、仮に失禁をしてもすぐに一人で脱ぐことができたでしょうし、歯磨き粉は歯ブラシに付けて洗面台の目のつくところに置いておき、必要のないチューブ類ははじめからしまっておけばよかったのです。その他の必要のない物も、ピーターの目の届かないところにしまっておき、必要なクシや髭剃りクリームや安全かみそり（いつも使用しているものは危険ではない）は、洗面台の棚に置いておくのがいいでしょう。

ピーターが身支度している間に、彼の服をいつも着ている順番に、下着を一番上に置いて、ズボン、靴下という順番で並べることもいいでしょう。また彼が下着とズボンをはき終わった時点で、「お父さん、今日はどのシャツを着ていくの」と一言声をかけ、ピーターの自立性を促すのもいいでしょう。

このようにすれば、本人も含めて周りの人びと皆が得をすることになるのです。自分のことを自分でできることでピーターは自尊心を保つことができるし、アビーはトイレや着替えのことでかんしゃくを起こしてピーターを傷つけるようなことも回避できます。ハビリテーションの目的は、患者一人ひとりの残っている能力を最大限に引き出し、彼らの自立を促すことにあります。日々の生活能力がどれだけ残っているかということが、患者が家庭内でどれだけうまく生活できるかを判断する基準となるのです（日常生活動作〈ADL〉については「・8・」を参照）。

しかし一方では、ミカエラがケアパートナーのサポートグループで話したように、アルツハイマー病患者の自立性をどれだけ許容するか、判断が難しいのも事実です。彼女の夫のローレンスは、常々ドライブウェイ（屋敷内の車道）の雪をどけるために自分で除雪機を使いたいと言っていました。そこで、とりあえず簡単な使用方法を説明して、やらせてみることにしたのです。

彼女が家の中に戻ると、除雪機の音が幾分遠のいたことに気づきました。見ると彼は自分の家の雪をすべて隣家の車庫前に積み上げてしまい、その高さはなんと二メートル近くにもなっていたのです。それでも彼女は夫に達成感を与えたくて、二度目に夫が「やらせてくれ」と懇願したときには、雪をドライブウェイから芝生のほうに移動させるのだということを、注意深く諭したうえで許可をしました。しかしその数分後、夫は排雪業者がその朝きれいに移動させた隣家の雪を、また芝生からドライブウェイにきれいに移動してしまったのです。

ミカエラは再び夫のもとへ行き、彼の手をやさしく握りながら、除雪機のエンジンを切りこう言いました。「ローレンス、エンジンがオーバーヒート気味だわ。ちょっと休ませたほうがいいわね。私ちょっとコーヒーが飲みたいわ。あなたは？　ココアでも飲む？」。そう言いながら後始末は息子に任せて、二人で家に歩いて行ったのです。

ケアパートナーは、アルツハイマー病患者のできることとできないことをよく見分け、むやみに失敗をさせることは避けるべきです。これには、ケアプランを幾度となく見直すことが大切です。

またケアパートナーは、患者が他人の手を借りずにできる反復作業を見つけることが大事です。あまり手のかからない仕事なら、他の人からの助言も少なくてすみ、患者の自立性や達成感を保証してもくれます。たとえば、パイ生地をこねたり、落ち葉をかき集めたりするような反復を要する作業は、注意を集中する時間や手順を踏むといった認知能力の低下を埋め合わせるのに適した仕事です。はたきかけや磨き仕事、掃除や草むしり、靴みがきや道具の修理など、どんな作業でもケアパートナーがそのようにかかわることで、達成感のある仕事として彼らに与えることができるのです。

ある晩、夕食を終えて私が台所に行くと、夫は片手にはテフロン加工のフライパン、もう一方の手には鉄製のブラシを持って立っていました。そのフライパンは、一九七〇年代初頭にテフロンがまだ高価なものだったころ、やっとの思いで購入した一品でした。私は彼を見て、がっくりと肩を落とした のを覚えています。彼は微笑みをたたえながら、ゴリゴリとフライパンのテフロンを削り落とし始めました。削っては微笑み、削っては微笑み、彼はとうとう二時間かけて完全にテフロンを削り落としたのです。テフロンに対する勝利を誇示するかのように、フライパンを高々と掲げた夫が台所を後にするまでの間、私は赤ん坊をお風呂に入れ、子どもたちの宿題を見てやり、アイロンがけなどほとんどの家事を終えていました。そこで私は、彼に抱きついて、「よくやったわ」と子どもたちと一緒

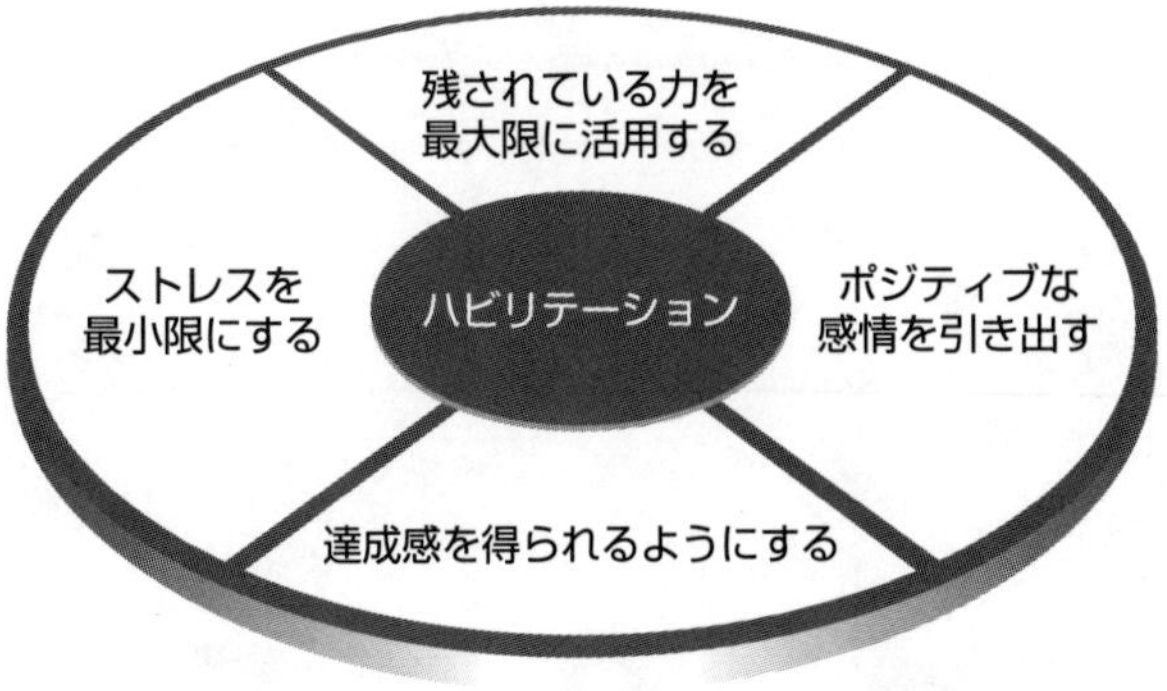

ハビリテーション・モデルは重要な成果を生む

に大いに褒めてあげたのでした。

次の日の朝も、夫はとても幸せそうにしていました。前の晩に何が起きたかは覚えていなかったとは思いますが。しかし、それはさして大切なことではないのです。重要なことは、傷ついた自尊心や絶望感を癒すためには、感謝の気持ちや褒めるということが大いに役立つということなのです。

✥ドメイン（領域）✥

ケアパートナーが患者の自立心や自尊心を育みつつ、ハビリテーションとして着目しなければならないもう一つの重要な側面は、私の友人であり、同僚でもあるポール・ライア先生の言う「ドメイン」ということです。先ほど述べた五つのカギが、ケアパートナーがアルツハイマー病患者の機能を最大限に引き出すための道具であると考えるならば、これから述べる六つのドメインとは、こうした道具を、患者の体や心のどこで用いるのか、その部位にあたるといえます。

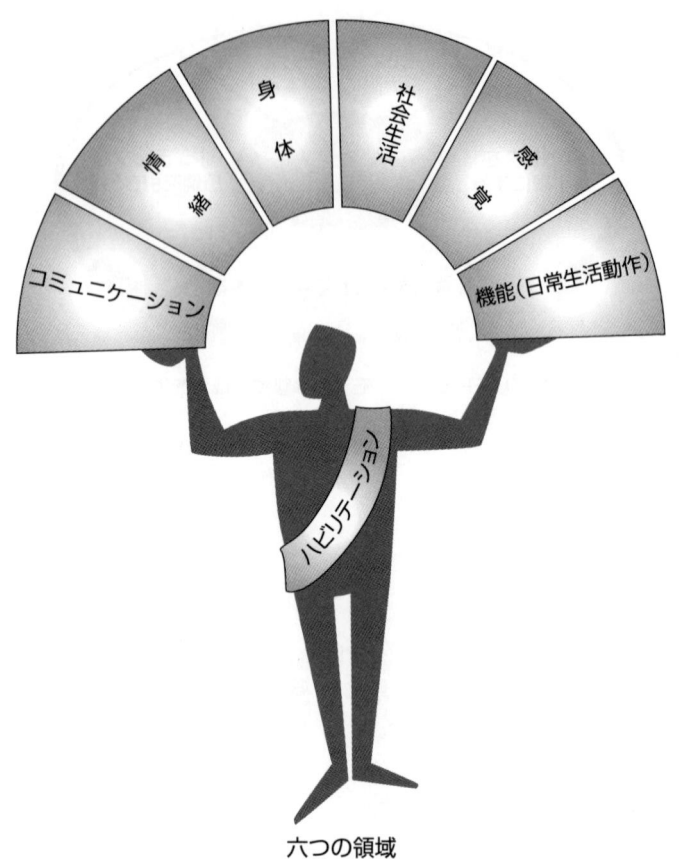

六つの領域

身だしなみを整えることや服を着るといった身体的な事柄，採光や色彩などの環境的要因を含む機能的なサポート，患者の行動様式は，ハビリテーション・プログラムの重要な基礎要因です。これら三つの要因を把握しておけば，ケアパートナーは患者自身の世界と彼らの周りの人間関係に集中することができます。そして，これらの要因のバランスがとれていれば，患者は言葉を介さなくとも他者とコミュニケーションをとることができるのですが，万が一，一つの要因でも欠けてしまうと，すべてが台無しになる可能性があるのです。

1　身体の領域

病状が進行するにつれ、患者から見た周りの環境は以前と比べ一変し、なじみのないよそよそしいものになっていきます。そのため、不安や混乱が増長され、患者は恐怖や狼狽から、苛立ったり暴力的になることが多くあります。

これらは、患者自身が自分を守る方法を探している行為なのです。したがって、ケアパートナーは、患者の視覚能力（色、形、奥行き、動きなどを識別できる能力）、認知能力（知能的な機能）、見当識（人、場所、時間の把握）の低下を認識することで、患者の不安を和らげることができます。たとえば、バスルームの壁全体を濃い色や明るい色で塗り替えることによって、白い便器との対比を強調したり、患者個人のスペースに思い出の品々を置いたり、必要のないものを片づけたり、影のできる照明を取り除いたりすることがよいでしょう。こういう工夫によって、患者は高レベルな機能をより長く維持できることになります。このことについては、より詳しく「・6・」で述べています。

2　機能的領域（日常生活動作の維持）

発病以前から行っていた日常的な行動は、発病後でも患者の自立を一日でも長く継続させる基本的な要因です。

ケアパートナーは入浴、服を着ること、食事、トイレ、睡眠などの日常生活動作を手助けする簡単な援助をします。夜のうちに、翌朝のための歯ブラシに歯磨き粉を付けておくとか、着る順番に洋服を並べておくとか、入浴の時間を患者の一番調子の良い時間に合わせることなどです（普通は、一日の生活が始まる前の朝方が良い時間帯です）。食卓では、必要のない道具や調味料は、混乱を避けるためにも片づけておくほうがよいでしょう。それでもまだ患者が日常生活動作を遂行できない場合は、これらの行動をより単純化することもできます。たとえば、ガーデニングで野菜を育てることが困難になった場合、代わりに「どんな野菜を植えるか」という意思決定の場のみに参加させるといった具合にです。

3　社会的領域（社会生活における居場所）

人はみな、社交的でありたいという欲求を持っています。周りに人やペットがいれば行動力も上がるし、笑ったり情緒的にも安心感が芽生えるものです。こういった欲求は、アルツハイマー病を発病したからといって消えるものではありません。現場の専門家の報告では、家族に言わせればもともと社交性がなかったり、親しい友人がいなかった人であっても、また病気でずっと一人暮らしをしていたという患者たちでさえも、疾患が進行すると、みな友達や家族との交流を楽しむようになるということです。心理的な抑制が失われるにつれ、こういう患者は、今ここでの他者との交流を楽しむことができるようになります。また人といること自体が、彼らにより一層の安心感を与えてくれるようになるのかもしれません。

毎日いろいろな家事や仕事をしている人びとと違い、何もすることがないアルツハイマー病の患者は、不安や抑うつ状態、被害妄想に陥ることが多々あります。余暇の時間がありすぎると、家族やコミュニティーのなかで自分は社会貢献できる一員ではないという失望感に陥ることがあります。アルツハイマー病患者であれ誰であれ、達成感が得られる機会が必要なのです。

このような社会生活における居場所が失われないようにするため、ケアパートナーは患者を常に会話の輪に入れたり、一対一で友人と向かい合わせることが大切です。昔のことを回想したり、音楽を楽しんだり、あるいは子どもたちやペットとのたわむれ、趣味や宗教活動等に参加することも、このような達成感や豊かさを得られる良い方法となるでしょう。それによって彼らの孤独感を緩和し、彼らの能力をより長く最大限に引き出すことができるようになるのです。

4　コミュニケーションの領域

他の動物と違い、人間には言葉を介して意思の疎通を図れる能力があります。したがってこの能力を失うということは、人間としての尊厳を奪われるという気持ちにつながりかねません。ハビリテーションのケアプログラムは、コミュニケーションをポジティブな感情を呼び起こす一つの機会として位置づけています。

患者にとっての意思疎通の困難さは、ケアパートナーの声の出し方、ジェスチャー、感情表現などでうまく緩和することができますし、またケアパートナーは言葉の代わりに絵を使ってコミュニケーションを図ることもできるでしょう。どういう方法を使うかには個人差がありますし、また病状の進行によっても変えていかなければなりません。たとえば、自分の言いたい言葉が見つけにくいような比較的初期の段階では、絵を使うことを幼稚なことだと感じ、抵抗を示す場合があるかもしれません。ですが、より病状が進行した段階では、子どもについての会話をするよりも、子どもの絵を見せたほうが、よりポジティブな喜びの感情を引き出すことができるのです。

ここでの最終的な目的というのは、個人の価値観に対する感情を維持し言葉を介してコミュニケーションが図れない状況を最小限に抑えることであり、他人との意志疎通をできるだけ図ろうとする期間を維持することにあるのです。ケアパートナーは、アルツハイマー病患者の言語能力喪失の過程を阻止することはできませんが、その喪失に対する患者の反応を変えることができるのです。

5　感覚領域

この領域は、情報を受け入れる感覚器官（視覚、聴覚、嗅覚、味覚、触覚）と、それらの情報を処理する脳の働きを指し、長期間研究されてきた分野でもあります。アルツハイマー病という疾患は、患者が何かを見、聞き、嗅ぎ、味わい、また触っても、それを表現できなくさせます。ですがこうした感覚情報は、それが健康な人であろうが病弱な人であろうが、確実にその人の脳に届き、深い感情的なレベルではいつまでも影響を与え続けているのです。

たとえば、匂いというのはヒトのなかで一番古く強力な感覚ですが、これを患者がリラックスするために活用することがあります。以前私が娘の家を訪れたとき、娘が飛行場まで私を車で送ってくれたことがあります。その帰り道、六歳になる彼女の息子（孫）がぐずるので、彼女は「ピザでも買っていこうかしら」と彼をなだめようとしたら、彼は「おばあちゃんの匂いが消えちゃうから絶対イヤだ」と答えたそうです。私の付けていたパウダーの香りが、彼に私との楽しい出来事を思い出させていたらしいのです。同様に、今日多くのアルツハイマー病患者のためのプログラムにおいてアロマセラピーが用いられています。

聴覚については、疾患が進行するある時点で音を聞き分けることが難しくなるため、ケアパートナーは患者が嫌がるような音を最小限に抑える必要があります。これらの方法は、視覚で色や形、明暗や動きを識別できなくなった患者にもいえることでしょう。たとえば、影と光におびえる患者もいますし、触覚に問題がある患者は自分のポケットの中身を見ようとはしないでしょうし、また味覚に影響が出ている患者に対しては、スパイスやハーブで料理の味付けを変えるのも一つの方法です。最終的に病状がより進行してしまうと、すべての感覚が機能しなくなってしまいます。

6　情緒領域（感情的な反応）

これまで述べてきた領域をケアパートナーがうまく処理しないと、情緒的問題に発展する恐れがあります。私の経験からいうと、ケアパートナーの非現実的な要求が、患者の欲求不満や罵詈雑言、暴力行為につながります。進行性の認知症患者の行動変化の多くは、自分の身体的・感情的環境を自分でうまく処理できなくなり、これまでに経験したことのない、異質な世界のように感じてしまうことに由来しているのです。何十年も連れ添ってきた伴侶に対して「あなたは誰ですか」と言ったり、四十七年間も家事をしてきた台所で、「ここはどこ」と質問したりすることは認知的にはあり得ないことでしょうが、奥底にある感情からすれば（ここでは〝恐怖〟という感情）、そのことは本人にとって現実なのです。このような発言は患者の情緒的状態を顕著に表しており、何らかの行動的変化が起きる前触れとみることもできます。

ハビリテーションのアプローチにおいては、患者に対してケアパートナーができることは、彼らの環境や心構えを変えたりなど、行動を間接的に変えていくことです。行動療法的手法はある程度までは効果的ですが、患者が行動と強化因子の関係を理解できない段階では効果がなくなります。

たとえば、走行中に車のドアを開けようとするトラビスのケースで考えてみるならば、彼に対するアプローチとしては、ドアを開けなければ彼の大好きなストロベリーシェイク（強化因子）を与えるという方法をとるのではなく、そうした行動をとっている間は車には乗せないことです（もちろんストロベリーシェイクは強化因子としてではなく与えていいと思いますが）。なぜなら、彼はすでに行動と強化因子の関係を理解できないのですから。

家族や専門職の方々は患者の各領域を常時アセスメントし、病気の進行状況にあった対処をすることが必要でしょう。ケアパートナーは能力を引き出し、実践し、我慢し、サポートすることを通して患者に残っている感情能力に訴えかける努力をするべきなのです。

•5•

患者の視点から見る世界

踊ったことも
唄ったことも
子どもを産んだこともある
笑ったことだってあれば
いろんなこともやり遂げてきた
それなのに　どうしてみんな
そんなに悲しそうに私を見るの

アルツハイマー病の初期の人たちのグループミーティングで、ジムは自分がアルツハイマー病と診断されたことを知って以来、周りの人たちが大きな声で話しかけてくるようになったと言うのです。「そのバカな男なんて、俺の女房に『旦那さんにコーヒーが飲みたいかどうか聞いてくれますか』なんて言うんだぜ。『ああ、もちろん。砂糖も入れてくれ』って俺が言ったときのあいつの顔ったらなかったよ」と笑いながら皆に話すと、ミーティングの参加者たちも全員同様の経験があるとうなずきました。

患者にとって進行性認知症と診断されることは、認知症が現在進行形であり、おそらくしばらくの間、時間とともに進行していくその疾患と付き合っていかなければならないということを認識することなのです。ところが周りの人びとはたいていの場合、患者の持っている能力を完全に無視して、今までとは違った接し方をしなければならないと考えたり、病気のことはなるべく話さないほうがいいのだろうと勘違いします。しかし本当は患者に自分の感情や今持っている能力を語らせ、それについて自由に話してもらうことが一番良いことなのです。ニューヨーク大学医学センターのメアリー・ミッテルマンという研究者は、一九六六年の『全米医学ジャーナル』（ＪＡＭＡ）に、患者と家族で病気や診断の話をすることは非常に大切なことであるという研究報告を発表しました。

話を聞いてあげるということが、患者との距離を縮める一番の近道なのです。彼らがどんな言葉を使うかということはさほど問題ではなく、聞き手が真剣に身を入れて話し手の邪魔をせず、無条件に相手の話を聞くことが大切なのです。話を聞くということは、相手に対して「あなたは私にとって大事な人なんだ」ということを、他のどんな方法よりもはっきりと伝えられる方法なのです。また、ケアパートナーにとっては、患者や周りの人びとが病気に対してどのように反応し、どのように対応しているのかを知る機会ともなります。これは介護のプロの人たちでさえ、通常、患者を自分たちの会話の輪の中には入れないという事実を考えると、とても大事なことです。アルツハイマー病患者たちは、何も聞こえない、何も理解できない〝モノ〟のように見られることを非常に嫌うのです。多くの患者たちは認知症と診断されたあとは、自分が何か間違ったことを言いやしないかと懸念して、口数が極端に減ったりまったくしゃべらなくなってしまうこともあります。

アルツハイマー病の患者と話をする一番の目的は、彼らの心を開いてもらう前に、まず会話を促し、彼らの信用を個人的なレベルで得るということにあるでしょう。ここでは会話の内容というのは、さして重要ではありません。私はよく、自分や患者の見た映画についての話をしたりしますが、一般的に女性には結婚式の話題、男性にはスポーツの話題などが好まれるようです。常に相手の目を見て、自分の顔の表情に気を配り、話を熱心に聞いていることを相手に伝えるのです。うなずいたり軽く腕に触れたりすることで相手に自信を与え、言語能力が制約されている患者であっても、おのずと話したくなるようにすることを忘れてはいけません。

どんなに患者の言語能力が衰退していても、人が周りにいるときは、常に患者を会話の輪の中に入れるほうがよいのです。そのためには患者に直接話しかけたり、患者自身のことを話題にしたり、ボディーランゲージで患者の存在を確認したり、楽しい会話の一部に患者が入れるようにすることが大切なのです。また、会話の最中に患者に向かって微笑んだりウィンクしたりすることで、彼らに〝あなたはこの会話に参加している一員ですよ〟といった印象を与えます。アルツハイマー病の患者や他の認知症の患者は、数秒後には今まで何を話していたかは忘れてしまうでしょうが、あなたが彼らに抱かせた感情は、決して忘れることはありません。

❖病気ついて話すこと❖

アルツハイマー病の患者自身は、自分の病気について家族や友人と話し合いたい、また話す必要があると感じているのですが、皮肉なことに家族や友人たちのほうが話したがらなかったり、また彼らの病気を否定したりなど、まったく取り合わないことが多々あるようです。

初期段階にあるアルツハイマー病患者のサポートグループのミーティングで、レイチェルが次のようなことを言いました。「誰かが私の手を取って『つらいでしょうね』って言ってほしいわ。それなのに私の娘なんて、目に涙を浮かべて他の部屋に行ってしまうだけなの。夫に『私の頭変になってしまってるのね』と聞くと、彼は決まって『僕たちはみんな歳をとっているだけなんだよ』ってひとこと言うだけ。私には自分の頭に何が起きてるのかわかっているわ。なんで家族の誰もが話したがらないの?」。レイチェルが言うには、彼女の妹がガンと宣告されたときは、家族が一丸となっていろいろな計画をして助け合ったのに、ことアルツハイマー病に関しては、皆が沈黙を守るのは解せないということらしいのです。

患者が病気について話し合いたいときはたいてい、「あたしの頭変になってるのかしら」「あたしってどうしたの」というように切り出してきます。または「あたしボケちゃったのかしら」とか、「もう私はダメだわ」とか、「モノが考えられないのよ。物忘れもひどいわ」というようなことを言います。

どんな言い回しで表現しようが、彼らの本当に言いたいことは、私に何が起きてるの、誰か教えて、ということなのです。本人にこういうことを言われたら、まず「脳の病気がそうさせているのだよ。話し合おう」と言うことがよいでしょう。病気のことを話すことによって、患者本人の不安を取り除くことができるし、またケアパートナーとの関係もより深いものになるでしょう。

患者がもし医師に直接このようなことを切り出したら、コミュニケーションの上手な医師ならば、まず病気の身体的、精神的、情緒的側面についても話してくれるでしょうし、また患者の周りにいる人びとが病気に対して無知である場合や、話したがらない場合は、何か思いやりのあるコメントやアドバイスをしてくれるでしょう。

記憶を失うことは強い不安を引き起こすため、彼らはよくその症状を隠したり否認するといった心理的防衛機制を働かせます。リチャードは、自分の病気を否定するたびに襲われる脅威について、強烈に訴えていました。「突然、三十六年も住んでいる隣人の名前が思い出せなくなるんだ。夕刊ごしに妻のことを見て、彼女の名前が思い出せないんだ。それでもいつものように化学の授業を教えたり、フットボールの試合を見たり、トランプをして勝つようなこともあった。そういうときは自分に、ああきっと疲れすぎだなって言い聞かせていたよ。それでもやっぱり訳がわからなくなることがあるんだ。こういう『脳の発作』が起きているとき、自分がどういうふうに感じているかを周りにいる人間に言えたらなって思う。でもそんなことしたら仕事は失うだろうし、トランプには呼ばれなくなるだろうし、それより、皆が俺のことを腫れ物にでも触るように見るんじゃないかと思って恐いんだよ」。

このような〝発作〟が自分では否定しきれない段階にくると、恐怖感は膨らんでいきます。そしてその時点で、ケアパートナーの善し悪しが患者の状況を大きく左右するのです。私はアーニーの娘のステファニーが、彼女の父親を混乱させずにうまく処理したときのことをよく覚えています。

アーニーが昼食をとるためにダイニングルームに向かっていたとき、窓の外の餌付け箱に一羽のきれいな鳥がいることに気づきました。彼は「わあ、あれ見てごらん」と言いながら餌付け箱から桜の木、そして隣家の屋根の上へと飛んでいく鳥を目でずっと追っていきました。しかし、鳥が視界から消えると彼は自分の部屋に戻ってしまい、朝刊の一面を丹念に読み始めたのです。その間にダイニングのスープは冷め始めていました。

ステファニーはアーニーが一度に一つのことしかできないことを知っていたため、スープを温め直し彼にこう言いました。「お父さん、スープが冷めるわよ。お昼にしましょう」。彼女は怒るわけでもなくことを荒立てずにこう言うと、「お昼」という言葉がきっとアーニーに自分がさっきまで何をしようとしていたかを思い出させたらしく、ちょっと恥ずかしそうにこう言いました。「あれ、さっき何か食べようとしていたんだよな」。

✣拒否的な反応に振り回されない✣

家族や友人や同僚たち、あるいは知人たちにとっては、アルツハイマー病患者が自分たちを無視したり、あまり興味を示さなかったりすることはショックなことです。何十年来の知り合いが視線を合わせなかったり、ツンとしているような態度をとれば頭にこないわけがありません。しかしこのような行動/態度が病気のせいであり、別にお高くとまっているわけではないと理解すれば、それが患者の考える力や集中力の低下を抑制する助けになりますし、またそれと同時に、彼らの行動が私たちに起因するものでないとわかれば、安心もできます。

仮にアルツハイマー病の人が人前で大声を出したりしても、それをその場で話題にしてはいけません。その代わり、今後どのようにすれば同じことを繰り返さないですむかを考えるべきなのです。大きな声を出したのは、患者が取り残されたような不安を感じたからかもしれません。本人もどうしていいかわからず、ただ自分では制御できなかったのかもしれません。無反応になったりツンとしているのは、実は自分がどういう行動をしたらよいのかわからないことの裏返しなのです。

人の家を訪れたときなど、アルツハイマー病の人はよく、幻覚（本来そこにないものが見えたり聞こえたりすると思い込んでしまうこと）や、妄想（本当はそんな事実はないにもかかわらず「みんなが自分のことを話してる」というように信じ込んでしまうこと）、もっとひどくなると被害妄想（「私のお金を盗んだでしょう」とか「カギをどこに隠したの？」など、自分で説明、納得できないことを他人のせいだと思い込むこと）にまで発展してしまうことがあります。このような場合、その現状を本人に説明しても埒が明かないばかりか、ときには状況を悪化させてしまうこともあります。

思いやりのあるケアパートナーは、幻覚や妄想の原因と思われる恐怖や悲しみ、また周りの環境因子に直接働きかけることによって、患者の不安を取り除くように努めます。患者らの住む世界というのは、彼らにとっては現実であるということを思い出し、その現実に対してとやかく言うことは控えたほうがよいのです。

あるケアパートナーのサポートグループで、ジニーは母親のロザリーが、ある朝六回も電話をかけてきた話をしました。電話口でロザリーは「あなた今どこにいるの？　わからないの？　どろぼうに入られているのよ。今すぐ何とかしてちょうだい！」と言うのだそうです。

ジニーは、「ママ、もう六回目よ。そんなに電話ばかりかけてこられたら、私は着替えもできないじゃないの」とやり返しました。

すると、「そんなにゆっくりしていたら、あなたが来るころにはもっとモノがなくなってるわよ」と怒鳴りながら、最後に「ガチャン」と電話を切ったのです。

ジニーは自分自身にこう言い聞かせました。「まずは深呼吸して。ママは本当に誰かが自分の物を盗んでいくと信じているのだわ。私が自分の感情に負けてはダメ。ママの言うことを否定したり、言い争ったりしたら前みたいに余計に状況が悪くなる。もう少し電話でもやさしくしてあげなくては」。

ジニーが母親の家に着いたときは、玄関のドアにカギはかかっていませんでした。家に入ってきた娘のジニーを見て母親は、「わあ、びっくりしたわ。どうやって入って来たの」と言うので、ジニーは「ドアのカギはかかっていなかったわよ」と言いました。

「そりゃそうよ、強盗に入られたんだから。銀やクリスタルやお金やいろいろな物を盗っていったわ。他にも何か盗られているはずだわ。これでもう三度目よ。警察は何もしてくれないし、どうしたらいいの」。

前回の〝事件〟では警察が家の中を見回ったところ、盗まれたとされる物はすべて母親がどこかに置き忘れていたものでした。母親がそんなことはもうとっくに忘れていることはジニーにもわかっていましたが、とりあえずお茶を飲みながら、ロザリーと一緒に盗まれたとされる物を書き出すことにしました。なくなったとされる物のなかには、ジニーが座っている所から見える茶だんすの中にちゃんとある物も含まれていましたが、それでも母親の言うとおりすべて書き出すことにしました。そうこうしてるうちに、会話は強盗の話から街のなかでの一人暮らし、周りの環境の変化へと移っていきました。ロザリーは一人で暮らすことの不安を口にし、ジニーは人が入ってきたことを知らせるドアアラームの設置を再度促しました。母親も今回はそのことに同意し、その日の午後のうちに、ジニーはアラームを取り付けることにしました。

こんな事件もあって、ロザリー自身も、自分と同年代の人びとが住んでいる施設に引っ越したほうが安全ではないかと思うようになってきました。それはジニーも感じたことで、母親により適切な環ツハイマー病を取り巻く環境では、よくあることです。

境を選択する時期が来ていると考えさせられる出来事でした。このようなシナリオは、進行性のアル

✣希望の道✣

うれしいことにアルツハイマー病患者のなかには、自分と同じ人生行路の人たちのために喜んで相談に乗ってくれる人がいます。まごついたり、うまくいったり、怒り狂ったり、常に認めてもらうことが必要なとき、彼らは相談に乗ってくれるのです。

私は同僚のポール・ライアやイレイン・シルベリオ、ルイス・ペコラとともに、過去十五年間ほどアルツハイマー病の初期段階にある人のグループ・ミーティングで、いろいろな話を聞いてきました。彼らの話してくれたことは、非常に貴重な情報・意見であると思います。ここに、そのいくつかを挙げてみます。

◆こんなふうになったことがないんだから、自分でもどういう行動をとっていいのかさっぱり見当もつかない。
◆自分の呼吸音ぐらいの小さな音でも気になって、何も手につかない。
◆次にどんな悪いことが起きるのか、ただじっと待っているだけ。

◆私の脳みそだけでなく、自分の住む世界も萎縮していく。
◆テストみたいに質問しないでほしい。そんなことは私のためになるよりは、私を悲しくさせるだけだから。
◆近所の人は私のことを、「イカレたばあさん」だと思って怖がっているに違いない。
◆私はまだ私。おかしいところもあるけど、正常な部分も残ってるの。
◆子どもたちには私の言うことを聞くように教えてきたけど、私の痛みをわかってくれるような教育はしてこなかった。

これらのグループの人たちは、アルツハイマー病患者が、どうしたら最良の状態で生活できるかなどのアドバイスをしているので、ここに、いくつかのコメントを書き出してみましょう。

◆診断結果を家族や友人に知らせて共有しましょう。ジェイクが言うように「頭がヘンになっているからとか、昼食にマティーニを飲みすぎたからなどと思われて彼らを遠ざけてしまうよりは、病気の進行とともにずっと一緒に歩み続けてもらうほうがはるかにいいに決まってる」のです。
◆一瞬一瞬を大切にすること。昔や先のことを考えすぎないで、今を一生懸命生きること。どうせ一日はこの一瞬一瞬の積み重ねなのだから。

◆良い時があれば悪い時もあることを知っておくこと。今日が悪くても明日は良いかもしれないのだから。
◆毎日の生活のなかでユーモアを見つけること。自分のことを笑えるくらいだったらもっといいわ。
◆静かな環境のほうがいいと思う。テレビなんかはなるべく消しておいたほうがいい。
◆あまり難しくない簡単なことなら何でもできるということを、周りの人びとに言っておきなさい。
◆家族や周りの人びとに寛大になりなさい。彼らもまた学習しているのだから。
◆小さなノートに、その日に起きたこと、約束時間などを書き留めて、常に持ち歩きなさい。そして毎晩読み直す習慣をつけて、大事なことには線を引きなさい。
◆白地に黒文字か、あるいはその反対でもいいので、大きなはっきりとした数字が書かれている時計を買いなさい。そうすれば、時間を間違わずにすみますよ。
◆お店の人に認知症であることを伝えなさい。チャッドは「僕は認知症です。ご理解ください」というカードを持ち歩き、店の人やウィエターにいつも見せています。「たいていいつも行っているお店に行くから、店の人は僕のことを知っているんだ」と彼は言います。
◆昔の友人や家族に連絡をとって、自分の交友関係を広げるようにしなさい。昔の記憶は残っているので、古い友人たちとの昔話は良い刺激になります。

◆「日めくり」カレンダーはその日に集中できるので、通常の月カレンダーよりいいでしょう。

◆何でもいいので、自分の気持ちを高められるチャンスを生かす努力をしましょう。「花々の香りはゆっくりと味わえ」という諺を知っていますよね。のら猫に餌を与えること、舞い降りる雪をゆっくりと眺めること、樫の木の葉とナナカマドの葉の違いを考えてみるのもよいでしょう。スティーブはアルツハイマー病になるまで、自分の庭に何匹の猫がやって来ているのかなど、考えたこともなかったと言います。「今では全部の猫に名前をつけて餌をやっているんだ。奴ら全員の名前を毎日思い出すなんて無理な話さ。でも連中は、そんなのいっこうにお構いなしって感じさ」。

◆どんなに道に迷わない自信があっても、アルツハイマー病協会「セーフリターン」プログラムに登録しなさい。このプログラムは、認知症の人びとを探し出してくれる中心的な団体です。迷い人の家族とも、密に連絡をとってくれます。

◆不安や心配事を分かち合うには、サポートグループに入るべきです。グループメンバーの一人のルースはこう言っています。「ここでは一人ぼっちっていう気にはならないわ。どんな感じかなんて聞く人は誰もいない。みんな私の感じてることをわかってくれているの。私だって自分を失っていくことを考えて、私の家族と同様にいつも泣いているのだもの」。

患者が何かを聞いてほしいときには、耳を傾けることが大事です。患者の言語能力が不自由になっていたらよりいっそう聴く努力をしなければならないし、以前の人間関係をあきらめるのではなく、それ以上に広げていく必要があります。発想を自由にして、勇気を持って柔軟な姿勢で対応しなければいけないのです。なぜなら、患者本人が、病気に対して勇気を持って立ち向かっているのですから。

患者が一番憎らしく思えるときこそ、彼らが一番私たちを必要としているときであることを肝に銘じるべきです。道しるべのない道程ですが、私たちは通常とは異なるコミュニケーションの形を持つ彼らの世界を、新しい視点を持って彼らと一緒にゆったりと歩んでいくことができるのです。見かけの相手とそのなかに存在する実際の相手は違うのだということを、いつも忘れないようにしなければなりません。

第II部

ハビリテーションの五つのカギ

・6・

第1のカギ——物理的環境を活用する

見たことがあるような世界に
ほんのたまに居る
でもほとんどは
紡いできた自分の人生さえ
想い出すことはない
誰だったのかという残照だけが
擦り切れた灯りをともしている

これからの五つの章では、ケアパートナーが実際に利用できる順番に、〝五つのカギ〟について詳しく述べていきます。うまく実践するには、これらの決まりごとをすべて一度に使うほうがよいのですが、これらをどのような状況で利用したらいいのかを見極めることが、難しいのです。

この章では、アルツハイマー病患者の物理的な環境に焦点を当て、患者とケアパートナーのQOL（日常生活の質）を高めるためにはどうしたらよいかについて、いくつかのことを示唆していきます。まずはじめは、認知症を患う人びとが、徐々になじみがなくよそよそしくなっていく世界のなかで、いったい何を見て、何を聴き、またどんな匂いを嗅ぎ、どう感じているのかについて、きめ細かな注意を払い理解していくことが大切です。そこから得た手がかりが、彼らの不安を抑え、達成感を促し、一連のセルフケアを維持する環境を作ることに役立つからです。

私たちが、アルツハイマー病を患う人びとと同じ〝現実〟を共有することは無理なことですが、この病気が彼らにどのような影響を与えているかを理解しようとすることはできます。たとえば、以下のような状況を想像してみてください。
- ◆階段を見下ろしても、一枚の壁のようにしか見えない。
- ◆鏡を前にして、その中に誰か他人が立っている。
- ◆椅子が見つからないのに、人に座りなさいと言われる。
- ◆テレビや車の音など、他人には聞こえない音が一度に聞こえる。
- ◆ポケットに入っている鍵が、いったい何をするものなのかわからない。
- ◆おばあさんの家の屋根裏部屋の樟脳の匂いがする――でもおばあさんはどこにいるの。屋根裏はどこにあるの。

次に、昨日と今日の区別がつかない状態、自分の感覚器官にいろいろな情報が一度に流れ込んでくる状態を想像してみてください。不安で空恐ろしくありませんか。患者と接するときは、こういった感情を常に思い出してください。病気のかなり初期の段階でも、患者はこういった感覚を味わっているかもしれません。常に患者と同じように見て、聴いて、感じて、味わって、そして触れるように努めてください。そして彼らがいくらふつうに振る舞っていても、病気は彼らの知覚に影響しているのであり、彼らは私たちとは違う〝現実〟のなかで生きてることを忘れないでください。

今度は、患者の周りの居住環境がどのように影響するかを考えてみましょう。患者に負担がかからないように、環境を常に変えることが大切なのです。基本は居住空間をシンプルに保つということです。

✣照　明✣

照明がどのように人の行動のコントロールを助けるか、安全性を高めるか、また患者に心地良さや安心感を与えるかを考えるところから始めてみてください。照明の究極の目的は、人にとって一番優しい太陽光を真似ることです。今はさまざまなメーカーが、「デイグロー」「バイタライト」「ピンクライト」などの名前で、太陽光に近い灯りを発する電球を販売しています。また既存の蛍光灯も、通常の電気カバーを放物線格子（二インチ四方程度のプラスチックの立方体を並べたようなもの）に取り替えることで、より自然光に近いものとなります。これは格子が光を拡散して影をなくすからです。集中型ランプ（卓上ランプ等）は、机やテーブルの上など、患者が仕事をする場所にのみ置いてください。いくつものランプをつけっ放しにしておくことは、アルツハイマー病の患者にとっては混乱や恐怖の原因にもなりかねません。

夜間の失禁は、暗くてトイレが見つからないために起きる可能性があるので、小さな電気を付けておくほうがよいでしょう。近ごろでは、たいていの金物店で両面接着の反射テープを買うことができます。これをベッドの横からトイレまで貼ることによって、患者が夜でもトイレまで安全にたどり着けるようサポートできます。さらに3M社製のもので少し値段は張りますが、ほとんど光がない状況でも光る反射テープも製造されています。

「夕暮れ症候群」に影響されやすい患者のためには、家中に薄暗い灯の保てる照明を取り付けるのがよいでしょう。「夕暮れ症候群」は季節によって異なりますが、だいたい外が薄暗くなる午後三時から八時ぐらいに、数時間にわたって行動障害が出ることをいいます。

居住環境をシンプルにするために、床に置くような照明器具は、壁や天井に取り付けられるものと替えたりして、部屋の中の邪魔なものを取り除くように配慮してください。

✣配　色✣

家の内外の配色を整えることで、アルツハイマー病患者の生活に安定感をもたらすことができます。ボストン大学心理学部のアリス・クロニン-ゴロンブ先生によれば、アルツハイマー病は色に対する患者の反応に影響を与えるということです。また、アルツハイマー病専門のインテリアデザイナー、サンドラ・ハリスは、場所に応じさまざまな色を使い分けることによって、患者が迷わずに家の各部屋に行くのを助けることができると言っています。光沢のある色よりもつや消し系の色のほうが、まぶしさや影を抑えることができます。

また部屋にある大きなものと壁の色は、対照的な配色がよいでしょう。たとえば家具の色が木でできた薄い色のものであったなら、壁の色は濃い水色や暖かめのピンク色にしたり、また濃いニスで仕上げたような木造家具が置いてある場合なら、薄い色の壁がより対照的です。明るい色は、アルツハイマー病患者の低下した奥行き感覚や対照感を認知する能力を助ける作用があります。ダイニングの椅子に明るい色のクッションを置いたり、患者の好きな写真の入ったフレームに原色を使ったり、卓上ランプのマットにも陽気な色を使うことで、彼らの生活能力を向上させることができるでしょう。対照的な色使いをすることによって、患者たちは食器や趣味の道具、小さい家具など、家の道具を長く使えることになります。

トイレの後ろ側の壁を濃い色に塗ることによって、遠くからでもトイレの位置を確認できるようになります。ソファーや椅子が周りの壁の色と同系色の場合は、濃い色のソファーカバーや毛布などを使って、座る場所を明確にしてください。

配色は必要なものを目立たせるためだけではなく、逆に必要でないものをカモフラージュすることもできます。多くのアルツハイマー病患者を抱える施設などでは、彼らを外へ出させないために、真っ黒なマットをドアの前に敷いています。こうすることによって、患者たちがそこに大きな穴があると勘違いして近づきにくくなるからです。これら施設の関係者によると、この方法の一番有効なところは、患者が「穴」を恐れて近づかないことだけでなく、スタッフが入居者に対して大きな声で指図する必要がなくなったことだそうです。

同様に、入り口のドアに周りの壁と同じ色や壁紙を貼ることによって、患者たちに認識しづらくさせることもできます。また使用できる鍵穴やドアノブを高い位置や低い位置にずらし、一方で使用できなくなった鍵穴やドアノブは通常の場所に残しておくことによって、患者はドアが使用できないと勘違いして、ドアを開けようとすることをあきらめてしまうようです。

患者のベッドルームをシンプルにして、ベッドカバーなどでベッドの上だけに何か目立つような配色をしておけば、患者はその部屋を夜寝るときと着替えぐらいにだけ利用し、昼寝などには利用しなくなるでしょう。

こんな状況を考えてみてください。

「ワンダ、俺のパンツはどこにあるんだ」バートは怒鳴ります。

「いつものようにベッドの上よ。よく見てごらんなさい」。

バートはベッドをメチャクチャにして言います。「ここにはないって言ってるだろ。俺は丸裸だぞ」。

ワンダが部屋に入ってきて言います。「見て。ここにあるでしょう。枕の上よ」。

ワンダが、白い下着を白い枕カバーの上に置いたのが間違いでした。もし白い下着と対照的な濃いブルーのベッドカバーの上に置いてあったなら、バートも、自分の下着を簡単に見つけられたことでしょう。

全体的に無地の濃い目の強い色がよいようです。塗装店などによくある配色表で、真中より濃い方向の色が患者には都合がよい色です。薄い色はソファーと壁など、物と周りを調和させてしまう作用があります。またチェックやストライプ、白黒などの極端なコントラストも、患者を混乱させることが多いので避けるべきでしょう。簡単な幾何模様、反復模様、格子や花模様などのほうが、まだましのようです。

✣床✣

次は〝床〟について考えてみましょう。患者の歩き方は、ある時点で〝引きずり歩き〟になったり

「はさみ状の歩行」（訳注：痙性拘縮が強いときなどに見られる、両足を鋏のように交叉させながら進む歩行）になったりします。多くの患者は転倒の経験があり、これらのほとんどが床面の影響によるものです。ケアパートナーは患者のニーズに合わせて、床の表面を変えていくことが望ましいのですが、その前に「引きずり歩き」をしている患者に対しては、靴のチェックも大切です。

床を改装することは難しいので、そのままの状態で使うことが多いのですが、たとえばタイルの床の場合、ある程度清潔ならば、ピカピカに磨き上げることはしないでください。光や反射を水や氷と勘違いし、不安をあおるイメージを作り上げるからです。部分カーペットなどではなく、部屋全体が均一のカーペットで覆われた状態が望まれます。物をこぼしたりして、メンテナンスに手間がかかるのが難点ではありますが。

カーペットは薄めの色のものが、空間を大きく見せてくれるのでよいでしょう。部分カーペットや敷物は、転倒事故の原因となるので避けてください。また採光の度合いによってできる床の影は、アルツハイマー病の患者にとって好ましくない幻覚の原因ともなりうるので、ときによってはブラインドやカーテンの使用をお勧めします。また安全のためにも、段差などの修理も考えたほうがよいでしょう。

もし床全体の補修を考えているなら、手間のかからない加工されたフローリング、またはそれに近いもの（木目模様のビニール床）がよいでしょう。これらはメンテナンスの手間もかからず、また昔ながらの家を思い出させることから、認知症の人びとのための施設のインテリア・デザインでは、よく利用されています。

✣廊　下✣

室内の廊下を鮮明に識別しておくことによって、アルツハイマー病の患者は安全に家の中を動き回ることができます。トイレや台所、あるいはお気に入りの椅子など、容易に行き来ができるようになるため、彼らはある種の達成感を味わうことができるのです。

患者が一日の大半を過ごす部屋の壁には、腰のあたりの位置に目立つ色の帯状の壁紙を貼るとよいでしょう。この壁紙を壁全体に貼ることで、ドアの位置をカモフラージュでき、患者が一人で部屋を出て行くことを防ぐことができます。認識能力の落ちている患者には、ドアが壁の一部に見えるというわけです。

施設などにおいては、絵やデザインをドアに直接描いて、患者の安全のために、彼らの認知機能を〝あざむく〟こともできます。たとえば、大広間の入り口の壁にはテキサス州ではサボテンなど、オクラホマ州ではトウモロコシ畑など、土地柄に合った目立つ絵を描いて誘導させる効果を出したり、トイレの方向には明るい色の大きな矢印を描いたりします。私が一番気に入っているのは、食堂の入り口上部に描かれた、ひさしの絵です。

家具と壁掛け

出し入れのしにくい家具類はなるべく置かないほうがよいでしょう。病状が進行し運動能力が落ちると、バランス感覚が低下します。たとえば椅子に関していえば、座る面の奥行きが浅い、そして立ち上がるときに腕で押し上げられるような頑丈なものが必要となります。大きくて詰め込みすぎている家具は、アルツハイマー病患者にとっては扱いづらいものです。ブランコ椅子はロッキングチェアーにも似て、患者に気持ち良さを与えてくれることでしょう。床面から実際に浮いてしまうロッキングチェアーと違って、グライダー椅子は座席が前後に動くだけなので危険性がなく、長時間ロッキングチェアーと同じ感覚を与えてくれます。ただ、認知能力が低下している人にとっては、いくら安全でもグラグラしそうな大きい家具や、触ったときに動いてしまう家具などは脅威に感じることを忘れないでください。作り付けの棚のほうが床に立つタイプのものより安全ですし、患者に脅威を与えることもありません。さらに片づけも楽で部屋が整理整頓されるため、さらに安全効果を高めます。

〝壁掛け〟はシンプルが一番です。たとえば、アルツハイマー病の中期段階になると、鏡は害を与えるものになっていきます。鏡に映る自分を見て、怪しい他人がいると勘違いしてしまうのです——招待していない誰かや、侵入者、また危害を加える誰かがいると。また鏡に映った自分を、なんとなく見たことがある人と感じるため、随分昔に亡くなった両親や親類の顔見知りの人と勘違いするようです。これは、現実と空想の世界を判別できない患者を大変悩ますようです。もし患者が鏡を使わなくなったことに気づいたら、絵や他の壁掛けと差し替えることが望ましいでしょう（手鏡や表面が鏡のようになっているものについても同様です）。

認知能力が低下している人びとにとっては、壁に掛けてある写真や絵であっても、通常のガラスの額縁に入れられてあるものは、脅威を与えることがあります。額縁の中の絵や写真に直接患者の目が行くように、反射しないガラスに取り替えるのがよいでしょう。抽象的な模様や複雑な景色などは避け、昔の淡い思い出を感じさせるような動物、子どもたち、花の写真や絵がお勧めです。またキルトなどのように、触感に働きかける壁掛けもよいでしょう。子どもたちが作ったクラフトや額に入れてない刺繍の壁掛けは、触感に訴えるだけではなく会話のネタとしても有効です。

灯台やカリフォルニアの海岸線が描かれているようなイミテーションの窓も、単調になりがちな壁にアクセントを与えてくれます。こういう「窓」に対する患者たちの反応はすばらしく、最近ではアルツハイマー病施設用に製造されています。

患者がすでにできなくなってしまった趣味、たとえば細かい作業を必要とするような趣味を思い出させるようなものは、取り払うようにしてください。それと同時に、まだできる趣味やクラフトについては、用具を目立つところに置いたりしてなるべく活発に手助けしましょう。

最後に、一つだけ新しい「家具」を加えるとしたら、頑丈な水槽です。これは視覚の刺激にもなりますし、また餌を与えることによって優しい気持ちにもしてくれます。餌のやりすぎがないように餌付けの時間を決め、水槽の正面に気に入った椅子を置きましょう。椅子の位置は患者に任せるのではなくあなたが決めて配置するということを忘れないでください。

✣言葉をイメージに置き換える✣

認知力や記憶力の低下にあわせて、言葉よりもイメージを多く使うようにしましょう。皿の入っている戸棚には皿の絵を、タンスには下着の絵、トイレのドアにはトイレの絵を、もし夜間などにトイレのドアを開けっ放しにしておくなら、その隣の壁に貼っておくのがよいでしょう。患者の状態を常に把握し、そのときの状態に合わせて環境を整えておくことが大事です。

✣安全機器✣

安全機器を取り付けることで、患者の身の周りをより安全な環境へ整えることができます。たとえば、階段の上と下には、子ども用の〝柵〟などの安全機器を取り付けることができます。アルツハイマー病患者が階段の昇り降りを続けることは大切ですが、階段での転倒を未然に防ぐことがより重要なのは言うまでもありません。

クローゼットにも気を使わなければなりません。もし、ウォークイン・クローゼットのドアにノブがついているなら、これにも子ども用の〝鍵〟を取りつけるとよいでしょう。これらの鍵の操作にはちょっとした器用さが必要ですから、認知症の患者には難しすぎますが、ケアパートナーなど一般の人びとには簡単に開け閉めできる工夫がなされています。これらを、患者に入ってほしくない場所のドアに取りつけることをお勧めします（たとえば医薬品などの有毒物や洗剤が置いてある引出し、季節物の服がしまってある納戸等）。たいていの場合、患者は一度失敗するとあきらめて、二度と引出しや納戸のドアを開けようとはしません。

家に暖炉がある場合は、暖炉口に目立つ造花や籠に入った毛糸などを入れて、カモフラージュするのもよいでしょう。暖炉に用いる金網や扉は、目につかないところに片付けましょう。スクリーンやマッチ、ライターなども、すべて片付けることは言うまでもありません。

もしも台所のコンロやオーブンが電気のものだったら、患者に気づかれないように「元栓スイッチ」を備えつけるのがよいでしょう。そうすることによって、ケアパートナーはいつでもコンロが使えますが、患者一人では使えないということになります。もしガスコンロをお使いでしたら、ガス会社に勝手に使えないように改造してもらうのも一つの手です。患者には自分で火がつけることができないと思わせるのではなく、単にコンロが壊れていると思わせることが大切です。患者の安全が第一ですが、彼らの達成感の芽を摘むようなことは避けるべきです。

✣家の中✣

人との交流を手助けすることはハビリテーションの重要な側面です。ケアパートナーは椅子の位置や向きに気を使うことで、会話のしやすい環境を整えることができます。アルツハイマー病患者は、話のきっかけなどをうまくつかむことができません。そのため、椅子の配置などに気を配った心地良い空間を提供することが彼らをリラックスさせる秘訣です。患者が長く住み続けている家の場合、昔の雰囲気をあまり変えずに椅子の配置を変えてください。このような心地良さはたとえば、ダイニングルームで食事をとる代わりに台所に移動したり、また大きなテーブルの一部だけを使って食事をするなどの工夫ひとつで大分違います。人が大勢いるときなどは、大きな空間は患者にとってはあまり好ましくないということも頭に入れておいてください。

もちろん、誰でもたまには一人でいたいと思うことがあります。長期滞在型施設においてはたまに、アルツハイマー病患者を常に何らかの活動に参加させていないといけないような錯覚をしている場合もありますが、これは大きな間違いです。私たちが一人でいたいと思うことがあるように、アルツハイマー病患者たちにも、いつも無意味な活動に参加しているのではなく、たまには自分の考えや感情をまとめたり、過去のことを回想する時間が必要なのです。患者は私たちよりも昔を思い出すことが多いでしょうから、そういうことを心地良くできる時間や空間を提供してください。

患者のお気に入りの椅子を部屋の片隅に置いておき、彼らが一人になって考えごとをしたそうにしているときは、そこで一人の時間を楽しむように勧めるのがよいでしょう。

✣屋　外✣

割れ目のある路上や段差のある地面は、きれいに水平になるように補修してください（もちろん滑らない程度にですが）。

屋外で自然と接することは、患者の精神状態や安心感に貢献します。木の上の小さな鳥籠、えさ箱、鳥用の水浴び台、風鈴、色とりどりの吹流しなどは、彼らの関心を引きつけることでしょう。もし患者が、植物の種をまいたり、単に地面に触って土の感触を楽しむガーデニングの趣味があるのなら、簡単に作業ができるように花壇を地上から一メートルぐらいの高さに作ることもよいでしょう。実際に目でしっかりと確かめられるような花やハーブを数本植えてみましょう。この高さに花壇を作れば腰にも負担はかからないはずです。パセリ、セージ、ローズマリー、タイムは良い香りもするし、見た目にも美しく、また食べることもできるので、屋内外を問わずにハーブガーデンで栽培してみてください。チャイブ（あさつき）は上記のハーブのように繊細な茎の部分と薄紫の花、そして黄色い中心部があり、食べても無害です。これらのハーブは、すべて手間もかからず甘い匂いがして、かわいらしい色彩を楽しませてくれます（患者は何が食べられる植物か否かの判断がつかないので、近くの保健所等で安全性の確認をしてください)。

もしある程度広い庭があるなら、患者が軽い散歩ができる小道を作るのもよいでしょう。小道沿いにゼラニウム、ホウセンカ、マリーゴールドなど、明るい一年草の草花を植えてみてください。これらの草花が小道の道しるべの役割をし、患者たちは足場の悪い場所にはあまり立ち入らなくなります。アルツハイマー病の患者は植物を食べ物とよく間違えることがあるので、手の届くところに毒性のある草花がないかどうかを確認してください。

小道の出口にベンチや椅子を置いておけば、ある種の境界線の役割を果たしますし、また社交的な場所にもなるでしょう。庭の周りには高さ一八〇センチくらいの頑丈なフェンスを立て、患者が外へ徘徊しないようにします。また柵を立てることによって、ケアパートナーも患者が庭に出ていることに対して安心感を覚えることができます。フェンスの材質は、網状のものよりも透けて見えない木材やレンガのほうが好ましいでしょう。なぜなら、外部が透けて見えると患者にとって刺激が強すぎたり、また外部への徘徊の可能性が高まるからです。草木や花などをこれらフェンスの前に植えることによって、息苦しい感覚を和らげることができます。

✣ 騒音と音 ✣

騒音もまた環境の一部です。患者の聴覚に変化はありませんが、病状の進行とともに音を解釈する能力が低下してきます。さまざまな研究報告から、私たちにとっては何ともない騒音が、進行性認知症の患者にとっては大変耳障りな音に聞こえることがわかっています。アルツハイマー病の患者にとっては、テレビや電話の音、トイレの水が流れる音、ラジオ、玄関のチャイム、目覚し時計、車の音など、一般の生活音が不安をあおるようです。

患者が騒音のために言葉を理解できないとか、音におびえているというサインを見逃さないようにしましょう。クーラーからの音が邪魔で、いつも大声で話していませんか。外の車の音を聞くたびに、家に車が突っ込んでくるような恐怖におびえていませんか。

残念ですが現時点では、患者たちが実際にどのような音を聞いているのか、どのような音を判別できるのかを調べるテストはありません。しかし、アルツハイマー病の初期段階の患者たちが言うのには、静かな場所ではあまり問題はないが、一度に何人もの人が話すような状況では、訳がわからなくなるということを証言しています。さらに二つ以上の音が同時に聞こえると（たとえば小鳥の鳴き声と赤ん坊の笑い声）、患者は一つの情報さえ取り入れることが困難になります。これに加えて、後ろで暖房などの音が響いていると、まるで自分の耳鳴りのように感じて、何を聞いているのかわからなくなることが多々あります。

もしアルツハイマー病の患者が何かの音におびえたら、その音が何の音なのかを一緒に確かめ、もう一度その音を出してみるのがよいでしょう。たとえば、もしフライパンが床に落ちたならもう一度落としてみて、さらにあなたもその音にびっくりしたことを確かめ合いましょう。もちろん、堅い床に物を落とさないことが一番ですので、台所で仕事をするときは滑りにくいマットなどを敷いてから作業をすると、万が一落としても音は出にくくなるし物も壊れにくくなるでしょう。

　時に物音は、患者たちにできなくなってしまったことを思い出させ、失望させることがあります。料理を作る物音は、彼女たちが一人ではもうできない食事の支度を思い出させます。これらのことに気を使えば、このような問題は案外容易に解決できるでしょう。

　エリオットはジャネールと会話しているとき、彼女の話し声がある時間になると大きくなることに気づきました。あまり大きな声を出すので、隣の人が心配で駆けつけてくることも頻繁にありました。エリオットは途方に暮れてしまいました。こういった興奮状態はいつでもというわけではなく、二人で夜ベッドに入ってその日一日のことなどを話すときには、決してありませんでした。エリオットはまた、このことが起きるのは自宅にいるときだけだということにも気づきました。ということは、ジャネールは何か得体の知れない騒音に悩まされているのではないかと推測されました。これらの出来事を〝行動日誌〟に書き込んでいったところ、エリオットはとうとう原因を見つけだしました。それは、暖房用通風口から流れ出る暖かい空気の静かな音でした。エリオットにとっては気にもならなくなっていた音が、ジャネールにとっては大変耳障りで、自分が大声でしゃべらない限りはどうしようもない音と感じていたのでした。そこでエリオットは業者に暖房用パイプに防音材を巻いてもらい、また暖房器具が置いてある地下の天井にカーペット材を張り、騒音を最小限に抑える工夫をしました。

もし騒音が気になる場所があるなら、壁や天井に防音用のタイルやカーペット材を張るのがよいでしょう。もし外部の騒音が窓から入ってくるなら、透明な騒音遮断材でできたシールをガラスに貼ることもお勧めします。それでも騒音に悩まされるようでしたら、昼間でも室内灯をつけて厚めのカーテンをひくこともできます。ペンキや壁紙でおおった室内は、音を分散させる効力があります。

その一方で〝音〟は患者の安全にも役に立ちます。ベルや鈴をドアに取りつけておけば患者が外へ出ようとするのがわかりますし、また最近では、ドアを開けようとすると甲高い音を出す、防犯ベルも売り出されているようです。

研究結果によると、音の判別能力が落ちることに苛立つのは、ある一定の時期であることがわかっています。たぶんアルツハイマー病が進行するにつれて自分の世界に入り込むため、あまり外部の音が気にならなくなるためだと思われます。ただ「音に敏感でかつ音を聞き分けられない時期」には、患者の様子に十分に気を配ることが大切です。

ハビリテーションは、ケアパートナーが状況に応じていかに創造的に〝五つのカギ〟を応用していくかにかかっています。たとえば次の例を考えてみてください。

ある日の早朝、スティーブは二階の踊り場の窓から外を眺めていました。その日はとても素敵な一日になりそうな朝でした。暖かな日差しを顔いっぱいに浴びて、彼は微笑を浮かべていました。と、その時、彼は降りかけた階段をいっきに二段踏み外して、頭から階下に転倒してしまったのです。スティーブはアルツハイマー病の初期段階でした。そのため、スティーブの奥行きとコントラストの感

100ドルでできるアルツハイマー病の設備対策

・緊急用ライト（停電と同時に着くライト）（15ドル以下）
・手持ち用シャワー（25ドルぐらい）
・ドアアラーム（40ドルぐらい）
・100ドルの残りでハロゲン電球とカーペットの下に貼る両面テープを購入
・屋外電灯のためのタイマーに，あと２，３ドル

＊マサチューセッツ・アルツハイマー協会のジャネット・ローザ-ブレイディより。

覚は鈍くなっており、階段の空間がよく認識できなかったのです。その日の午後、息子のトムは早速、階段の片側の壁沿いにクリスマス用の小さな白い電球を一段ずつ貼りつけ、また階段の上には大きな電灯を取りつけました。またタイマーも取りつけ、午後三時には電気が自動的につき、また翌朝九時には消えるようにしました。トムはまた階段を黄色に塗り、階段の白い壁と対照的になるようにもしました。このように簡単な工夫一つで、トムはスティーブを一階の部屋に移したり、階段に安全柵を取りつけたりせず、危険な状況を改善したのです。

ロイスに見られた行動は、彼女のケアパートナーを束縛してしまうため、スティーブの場合より難解でした。ある日、彼女はリビングの真ん中に一時間以上も立ちつくし、じっと床を見つめていました。夫のロンは椅子を勧めたり自分の部屋に来るように何度も言いましたが、ロイスはそう言われるたびに彼を見上げては今初めて言われたような顔をするだけで、また床を見つめるのです。ロイスは過剰な視覚情報に対処しきれないでいるのだと、ロンはようやく気づきました。床にはたくさんの思い出の品や、編物の雑誌、写真等が散らかっ

ており、彼女としてはどこに座ったらよいのか、またこれらの品物をどうしたらよいのかわからないでいる状態だったのです。そこでロンはいらないものを片付け、テーブルの上も整頓し、通常の電球をより自然光に近いものにし、古いブラインドも薄手のカーテンと取り替えることにしました（これは夕刻近くになると壁にできる大きな影を取り除くためでした）。ロンはロイスのお気に入りの椅子のすぐ横に、いくつかの思い出の品と彼女がしている編物用の袋を置き、またその空間に注意を引くために、椅子の後ろ側に目立つ肩掛けを掛けました。さらにロンは近い将来のことを予想して、玄関のドアをカモフラージュするために、ドアを周りの壁と同系色に塗りました。このように、ハビリテーションの簡単なテクニックをいくつか利用することで、ロイスはやっと編物やその他の日常生活行動をこなせるようになったのです。

ある日、記憶に問題を抱えているショーンは、いつものように姉のアニーに電話をしようとしました。ですが、電話に出た女性はアニーではありませんでした。彼は電話番号を間違えてしまったのです。そこでもう一度かけ直してみると、今度は間違い電話であることを知らせる電話局のメッセージが流れてきました。そのとき彼は、何週間もの間、姉に電話をしようとしては何度も電話番号を思い出せずにいた自分に気がついたのです。そして、椅子に腰掛けて、ただただじっと電話を眺めていたのです。そんなとき、電話が急に鳴り出したので、ショーンはびっくりしました。それは心配した姉のアニーがかけてきたものでした。そこでアニーは次の日早速、押しボタンの大きな電話を買ってきて、短縮ダイヤルのボタン数字を、さまざまな写真や記号に差し替えたのです。たとえば短縮ボタンの1番にはアニーの顔写真、2番にはショーンの親友の顔写真、3番には救急車、4番には注射針（ショーンのかかりつけの医師）という具合にです。

ここまで紹介してきたケアパートナーのように、なにもこの本に書かれたことすべてを利用する必要はないわけで、いくつかの応用だけで患者と家族がより良い生活を営んでいけるのです。状況は人によって異なりますし、日によっても違ってきます。創造的に対処することを恐れないでください。常時、病状の進行状況を再確認しながら居住環境を改善していくことが、アルツハイマー病の患者の能力を最大限に発揮させる秘訣です。

・7・

第2のカギ ——コミュニケーションは可能だということを知る

私に微笑みかけているあなた
その瞳に映っている私
それは　やっとのことで見つけた
私の言葉のわかる人

失くした言葉自体より、その後ろに見え隠れする感情のほうがもっと大切だということを、忘れないでください。認める必要があるのは、感情なのです。病気の進行とともにいろいろな能力は低下していきますが、本人にとって大切な感情は忘れてはいけません。

✣言語に関する難しさ✣

「やめて！」。ステーシーは自分の耳をふさぎながら、夫に向かって「やめて、やめて、やめて！」と怒鳴っていました。

ラッセルは、普段はおとなしい妻が何に対して苛立っているのか、さっぱりわかりませんでした。彼は急いで妻のもとへ駆け寄り、胸に抱しめて彼女の嗚咽を受け止めてあげるのでした。ステーシーは、近頃急に、自分の言いたい言葉が見つからないようになってしまったのです。

「僕がしゃべりすぎたんだね。黙っていてほしいんだね。君を責めたりはしないよ」。夫には妻の苛立ちがよくわかりました。彼女の理解力が低下するごとに、コミュニケーションはうまくいかなくなりました。彼女が怒りながら両耳を押さえて「やめて！」というのは、夫のしゃべりすぎに閉口していることを伝える手段だったのです。言葉にはならないけれど、彼女の感情は手にとるようにわかりました。

言葉に関する難しさは、しばしばステーシーのように感情の爆発となります。押し殺した感情を感じ取ることも大事ですが、ものをうまく伝えられない患者が、何かを言いたいときに激発することも、予期していなければなりません。

愛する人と語らい、友達とおしゃべりを楽しみ、道端での挨拶を交わすことが、少しずつ少しずつ奪われていくのです。想像してみてください、自分ではうまく話しているつもりでも、聞き手にはただの一言も伝わっていないもどかしさを。想像してみてください、誰かがあなたに話しかけているのに、言っている言葉が何一つわからないのです。それがアルツハイマー病の人びとの現実なのです。

病気の初期段階における言葉の問題は、時に言いたい言葉が見つからないといった場合から、言語能力のほとんどを失っている状態までさまざまです。しかし、時間がたつにつれて、言葉を処理し蓄積する能力は確実に低下します。病気の中期段階になると、医師が言うところの「言葉のサラダ」状態がよく見受けられるようになります。これは、考えがまとまらないまま声に出して話したり、自分で新しい言葉や音に作り替えてしまうことによって起こる状態です。病気の末期段階になると、言葉をすべて失います。これらの過程を通じて、本人もさることながら、ケアパートナーにかかってくる情緒的な負担は計り知れません。

読み書き能力にも低下が見られ、物語を筋にしたがって理解することが難しくなります。注意力、記憶力、理解力、論理的な思考力の低下に伴って、比喩や慣用句の理解、あるいは自分のニーズを的確に伝えることができなくなります。そして、最終的に訪れるのは沈黙です。自分では言い間違えをしたくないにもかかわらず、間違わずに話すことができないために欲求不満になっていきます。そういう彼らが伝えようとしているメッセージを汲み取ろうとしなかったり、あるいは私たちのなかの〝拒絶〟や〝あきらめ〟の色を読み取られたとき、彼らは苛立ちを覚えるのです。

患者は言葉を間違えて使ったり、関係のない言葉を組み合わせたり、よく利用する言葉をごちゃ混ぜにして作り替えたりすることがよくあります。そのため、患者にとって意味のあるいくつかの重要な「言葉」の使い方について、他のケアパートナーや臨時の世話係の人にも、そのことを伝えておくことが重要になります。たとえば私の夫は、サンドイッチのことを「スミッシュ」とよく発音していました。この言葉は後に「食べ物全般」を指すようになり、最後はお腹がすくと「スミッシュ」と言うようになりました。

アルツハイマー病患者は、外界からの刺激を処理する脳の領域が、器質的に変化するということを覚えておいてください。たとえば「骨付きラム肉を買ってきたのだけれど、夕食に食べる？」といくらあなたがはっきり言おうとも、患者は、「おねむになったけど、優勝した？」とか、「寝つきに願ってたけど、優勝だべ？」としか聞こえず、なぜあなたが返答を待っているような顔つきで目の前に立っているのか、不思議に思うことでしょう。

もし患者が、あなたの言っていることに理解を示さないようでしたら、コミュニケーションがとれないもどかしさを軽減するためにも、文章を単純なものにして言い換えたり簡単な言葉に差し替えたり、視線を合わせたりしてください。言葉を処理するには、以前に比べはるかに時間がかかるので、気長に待ってあげてください。ただこの処理能力もいつかはまったくなくなり、あなたの言うことを全然理解できない状態になることも知っておいてください。

もっと複雑なことに、彼らは言葉を見つけようとしていたり、明らかに間違った言葉を使って話しているときでも、完全にわかっている場合があることです。またその反対に、普通に話すことができる患者でも、言われていることをまったく理解していない場合もあります。

結論から言えば、患者は言葉を理解していると仮定して、会話の輪の中に常に入れることです。どんなに興味なさそうにしていたり、変なことを口走ったり、かみ合わないようなことを言ったり、あるいは論理的でなかったとしても、患者が家族や社会の一員であり、大切な人であることを認めることが大切です。

アルツハイマー病の患者は、周りの人びとが会話のなかで自分たちをよく無視する――意図的であるかないかにかかわらず――と訴えます。特に患者をあまりよく知らない人は、患者に話しかけても仕方ないと感じるらしく、この傾向が強いようです。このことは、一番初めにアルツハイマー病の診断を下す医師にさえ多いと言われています。私の知り合いの夫婦が、夫の認知症のテスト結果を聞きに行ったときのことです。その医師は妻に向かって言ったのです。「クリスティーナ、例の休暇はジェイソンと一緒に、なるべく早く取ったほうがいいよ。もしかしたら長い休暇を取れるのは、今しかないかもしれない。こんなこと言いたくないが、ジェイソンはアルツハイマー型の認知症だよ」。

この時点でジェイソンは怒って立ち上がり、医師の机を拳で叩きながらこう言いました。「冗談じゃない。俺が見えないのか。俺の病気について言ってるんだろう。だったら俺に話してくれよ。ここにいる俺にだよ！」。

医師はジェイソンに謝り、今度は彼のほうに向き直りこう言いました。「いくつかのテスト結果によると、診断はほぼアルツハイマー型の認知症に間違いありません。六カ月後にもう一度ＭＲＩを撮り、先週の結果と比べてみることにしましょう。よろしいでしょうか」。

ジェイソンは言いました。「はい、わかりました。私に直接言ってくださってありがとう」。

コミュニケーションの困難は、患者のさまざまな行動上の障害と一緒に現れてくるため、状況を著しく難しくすることがあります。たとえば、認知能力と論理的な会話能力の両方が同時に低下することにより、結論を出すことがいっそう困難になってしまうといった具合にです。

「すごく寒いわ」。ナンシーが窓の外を見ながら言いました。「それに雨がずいぶん強く降っているわね、外は」。この時点で夫のダグラスは、ナンシーに向かってうなずくと、二、三時間あまり座っていた椅子から立ち上がり、雨具もつけずに玄関に向かって行きました。ダグラスには、私たちが普段いちいち意識的に考えもしない〝原因と結果〟という概念がすでにわからなくなっていたのでした。だからナンシーが言った最後の言葉である「外は」が引き金になり、何も考えずに玄関から出ていこうとしたのです。

この「最後の言葉」を、多くのケアパートナーたちは上手に利用しているのです。このテクニックを使って、アルツハイマー病の患者に、あたかも自分に物事の決定権があるように感じさせ、自立心を育ませることができます。それはこうです。まずケアパートナーがこう言います。「この緑のシャツを着る？　それとも青？」。すると十中八九、患者は「青」と言うのですが、これは単に〝青〟というのが最後に聞いた言葉だからです。「今日のお昼はツナのサンドイッチ？　それともチーズ？」と聞いても、答えはやはり「チーズ」です。ハビリテーションの見地からいうと、常に劣等感や敗北感を経験しているアルツハイマー病の患者にとって、自分で決定するという達成感、自立心が生まれることは、かけがえのないことなのです。

✣感情によるコミュニケーション――言葉を超えて✣

もちろん、言葉は私たちの使うコミュニケーションの一部でしかありません。長期滞在型施設のアルツハイマー病棟に行くと、よく何人かの患者たちが古くからの友達のようにしているのを見かけます。彼らは昔のことなどを思い出しながらおしゃべりをしていて、一緒に笑ったりもしています。でもよく聞いてみると、彼らはまったく違った〝言葉〟を話していることに気づくのです。それはお互いの母国語であったりするのですが、それでも感情的なコミュニケーションはとれているのです。

これは私の推測ですが、アルツハイマー病の人びとは、私たちが音を消したテレビを見ても物語りの筋書きがある程度理解できるように、相手の身振りや手振り、声の高低、目の位置などを見て、相手の言わんとしていることを汲み取っているのかもしれません。たとえばあなたが上司に呼ばれて彼女のオフィスに行ってみると、呼ばれたあなたが来たにもかかわらず、長々と電話で話している上司を想像してみてください。言葉には表さなくても、上司があなたに対してどんなふうに感じているかは明白なはずです。

私たちは、友人や他人、家族や同僚とコミュニケーションをとるときに、ジェスチャーや声の強弱、顔や体の動きなどを使います。ときにはこれらの身体的な言語のほうが、正直に自分の言いたいことを表しているのかもしれません。アルツハイマー病の患者は認知能力や感覚能力の衰えを補おうとするため、これら身体によって語られる言葉にいたく敏感で、またそれゆえよく理解しているようです。

三十年程前になりますが、私が夫を椅子に腰掛けさせようといくら言っても聞いてくれなかったことがあり、クタクタになっていた私は夫に対して真剣にキレかかったことがありました。そのころの私は、小学校四年生になる子どもの宿題を見たり、チョコレートケーキを焼いたり、赤ん坊のおむつを何度も取り替えたりしなければならず、疲労困憊していたのです。

「愛しているのだから言うこと聞いてちょうだい」と無機質に言うと、彼は近づいてきて自分の指を私の目に当てて、「ノー」と何度もはっきり言うのです。そうなのです。そのとき私は〝愛している〟とは言ったものの、彼の目にはその〝愛〟が映っていなかったのです。「君の目は愛しているとは言ってないよ」と、彼は自分の言い方ではっきりと私に伝えていたのです。

アルツハイマー病の患者に何かしてもらいたいときは、言葉と同じように私たちの身体でもって「我慢と信頼」を表現することが、あなたのメッセージを速やかに伝えることになるのです。食事や入浴の例でも紹介したように、座ってゆっくりと時間をかけて端的な言葉で話し、彼らからの反応を期待しないでいることのほうが、結果的に彼らの協力を得られることが多いのです。これは、私たちが彼らの存在を尊重しているということを暗に示しているからです。またアルツハイマー病の患者との身体的なコミュニケーションも決して忘れないでください。特に「触れる」ことは、安心感と安全感を送り届けられるすばらしい表現方法なのです。

それでは、ここに上手なコミュニケーションに関するガイドラインを、いくつか列記してみましょう。

◆信頼感を育むために常に前方から静かに、またやさしくアプローチしてください。
◆尊敬の念を込めたムードをもって会話する環境を作りましょう。
◆難しい表現方法を用いるより、簡単な言葉を使ってゆっくりと静かな口調で話しましょう。患者の聴力に問題があるわけではないので、大声で話すことは避けましょう。
◆我慢強く接してください。進行性認知症の方々は、情報処理に時間がかかることを忘れないでください。

家族以外の方々が患者と話すときは、その人たちに、患者がどの程度の語彙があるのかを前もって伝えておきましょう。また、単語も患者が知っているものを選んで使ってもらいましょう。たとえば、普段は「夕飯」と言っていると、「晩御飯」では通じないことがあります。

できる限り簡単な単語を使い、慣用句、俗語、比喩的表現方法はなるべく避けるようにしてください。たとえば「足を引っ張る」といったような比喩的表現を使うと、患者は文字通りあなたの〝足を引っ張る〟ことになるでしょう。

もし何か大事な話がしたいときは、患者が落ち着くようにまず静かな場所を見つけましょう。お互いの椅子を正面に据え、目を見ながら体の一部にできるだけ触れてください。そうすることによって会話中にあなたのサポートしようとする気持ちや、関心や、思いやりの気持ちが伝わるはずです。

話しているときは、コミュニケーションがうまく進んでいるということを、幾度となく相手に伝えましょう。失敗感に慣れてしまっている彼らにとっては、こう言って安心させることが人間としての尊厳を保つことになるのです。もし会話の途中で患者の言葉が混乱したり、意味が通じなくなった場合は、笑みを浮かべやさしく相手に触れながらこう言いましょう。「今言ったこと、ちょっとわからなかったわ」。こう言うことによって、問題は患者ではなく会話の内容にあると印象づけるのです。

自由解答式の質問は避け、決定を促すよりは、なるべく〝こうしましょう〟という肯定文を用いてください。たとえば「お茶を一緒に飲みましょう」ならいいですが、「お茶を飲みますか」と言うと、言語能力のレベルによっては、飲みたくても「いらない」と言ってしまう場合があります。アルツハイマー病の患者にとって質問されることは、一種のテストとして受け取りやすく、そのことが失敗感に結びついてしまうことも少なからずあります。

コミュニケーションにはユーモアが大事だということも、忘れないでください。自分のことを笑えることは素晴らしいし、誰かとともに笑うということは、何よりも楽しいことです。面白いビデオやカセットテープを聞いたり、笑い話を一緒に読んだりしてください。ときには話の落ちがわからなくても、患者にとっては〝笑う〟ということ自体が喜びをもたらしてくれるのです。二人で経験したおもしろかったことなどを思い出して、お腹がよじれるまで一緒に笑ってください。

言葉をうまく使いこなせない人びとにとっては、音楽も重要なコミュニケーションの手段です。モーツァルトのフルートコンチェルトは世界各国の老若男女に受け入れられるし、行進曲などにはさまざまな文化の人びとが手拍子をします。民族音楽や宗教音楽は、子守唄にもなれば暴れている患者を静める効力もあります。特に治療的効果があるのは、患者が生まれ育った文化の古い曲です。たとえば多くの進行性認知症の患者は、「ハッピーバースデー」の歌を一字一句間違えずに歌うことができます（質の高いアルツハイマー病専門施設では、ミュージックセラピストを常駐させていることが少なくありません。これは言語能力が極度に低い患者に対して、ダンス、音楽、運動、回想等のアクティビティーを通してコミュニケーションをとるためです）。

常に患者の言葉にならない〝言葉〟の裏側にある感情に注意を払ってください。彼らの感情は無傷なままなのです。どこかのレベルで、その感情に訴えかけるようにしましょう。もしあなたが、彼らの〝意思を伝えたい〟という気持ちを汲み取ることができるなら、実際の言葉はさほど重要ではないのかもしれません。

・8・

第3のカギ――残された力に目を向ける

私の最大の苦しみ
それは　自分で服を選べなくなることなどではない
それは　私のこころが
奪われていくこと

患者自身の残された力に焦点を当てること。残されているどんな能力でも、それを大切にすること。失われてしまった能力に注意を向けさせることなく、その力を補えるように手助けをすること。

日常生活でのさまざまな活動は、特に深く考えたり予行練習などしなくとも、難なく行うことができます。私たちは何か他のことを考えながらも、シャワーを浴び、衣服を着、朝食を食べ、ニュースに耳を傾け、ネクタイを結び、アクセサリーを身につけ、一日を始めることができます。しかし、アルツハイマー病を患っている人びとにとって、それは当たり前のことではないのです。

✣入　浴✣

日常生活のなかでほとんどのケアパートナーが頭を悩ませる大きな問題の一つは、アルツハイマー病患者の清潔の問題です。なぜ父親が突如として泥だらけになりたがるのか、なぜ母親が急に入浴を拒否しだしたのか、子どもたちからすれば理解できません。また、妻にはなぜ夫がお風呂に入るとなると野獣のような振る舞いになってしまうのか理解できないことがあります。でもそれは、妻が泡だらけになった浴槽を見ていつも大声で怒鳴ることに苛立ちを感じているだけだったりもするのです。

ハビリテーションを用いなければ、残念ながら入浴に関する問題は、疾患の初期からその最後まで続くことになるでしょう。女性の認知症患者ポーレットと、ヘルパーのジェーンの入浴介助シーンを考えてみましょう。ジェーンは、アルツハイマー病中期の典型的な症状を示しているポーレットを浴槽に誘導しようと、二十分近くも説得を続けています。ポーレットは浴槽の横に震えながら立っています。体にはタオルが巻かれていますが、暖かさを保つことにも、彼女自身を守る役にも立ちはしません。

「気持ち良いお風呂だから、ちょっと入ってみたらどうですか。もう何日もお風呂には入っていないでしょ」と、ジェーンはほとんど嘆願するように語りかけます。

しかしポーレットは言葉をうまく話せなくなってきているため、「あっち、あっち、おぉ。おぉ。

おぉ」などと返事をします。そのうちだんだんとポーレットの声は大きくなり、力強く握り締めたこぶしを、鏡に向ってぶるぶると振るわせ始めます。

そんなやり取りに疲れてしまったジェーンは、ポーレットの足を持ち上げて浴槽に入れてあげようと、少しだけかがみ込みました。

するとポーレットは、「あぁ、だめ、だめ、だめ」と突然わめきだし、ジェーンの顔や腕をたたいたり引っかいたりし始めたのです。「だめ、だめ、だめぇ！」。

結局、ジェーンは入浴させることをあきらめ、ポーレットを寝室に連れて戻りました。

施設や在宅で生活をしている多くの患者とそのケアパートナーたちは、これと同じような闘いを毎日毎日続けているのです。ですが、こうした状況のほとんどは、ハビリテーションによって改善することが可能なのです。

これは重要なことだと思いますので繰り返して言いますが、論理的な判断力をなくした人に、論理的な判断を期待してはいけないのです。ジェーンにとってポーレットを入浴させようと努力した二十分間は、気が遠くなるほどの長い時間だったことでしょう。ですが、それだけの時間をかけて入浴の必要性を説いて聞かせた結果から得られたものは何だったのかといえば、二人の間に対立が生まれ、自尊心がへし折られただけだったのです。そして、ポーレットの恐怖心や疑念、悪寒は、裸で立っていなければならなかったその間に、どんどんと膨れ上がっていったに違いありません。

このケースから何を学ぶことができるでしょう。まずジェーンは、ポーレットが浴槽の中に足を踏み入れるまでは、しっかりと彼女の体を包んでおく必要がありました。保温のための衣類は、裾が濡れてしまったとしても、浴槽に入る最後の段階まで着せておかなければなりません。衣類やタオルはすぐに乾きますが、傷ついた心が癒えるには長い時間がかかるのです。またジェーンは、鏡を浴室から取りはずしておく必要もありました。誰か知らない人がもう一人浴室にいる、という感覚のために、患者をかえっておびえさせてしまうことがよくあるからです。

さらにジェーンは、ポーレットの感情面についてもっと注意深くあるべきでした。ポーレットが安心して信頼を寄せることができるように、しっかりと時間をかけて関係を築いていく必要があったのです。たとえば、ポーレットの関心がある事柄について雑談をしながらお風呂の準備をすることで、ポーレットに準備を手伝っているという感覚を与えることもできたでしょう。

ジェーンがポーレットの前にかがみこんだときも、あらかじめ患者に体を洗うスポンジを手渡し、それに意識を向けさせることができていたならば、もっと安全に介助をすることができたでしょう。そうすれば、ポーレットは怖がったり不安になったりすることはなかったはずです。一般的に、恐怖やおびえといった感覚が、入浴時の不穏行動を引き起こすきっかけになることがよくあります。つまり患者の拒絶行動は、意識的に行われているわけではないということなのです。患者には意識的に争おうとするだけの認知力がなくなってきているのですから、それは当然のことです。

アルツハイマー病患者が入浴したりシャワーを浴びるたびに直面しなければならない、いくつかの問題があります。

◆お風呂に入った経験が何回あったとしても、患者はそのたびに、初めての苦しい体験として入浴をとらえるかもしれません。それは単に、入浴時に起こるであろう事柄を思い出すことができないだけなのです。

◆衣服を脱ぐこと、また脱がされることは、患者に無防備な感覚を強く抱かせることになります。さらにそうした感覚を表現できないことが、患者の不安を高めていくことにもなるのです。

◆聴覚機能が低下している人たちにとっては、蛇口からジャージャーと流れ出る水の音に、恐怖心をあおられることがあります。

◆色やコントラスト、奥行きの感覚が衰えてくると、患者は透明な水に近寄らなくなることがあります。青や青緑色の入浴剤を入れることで、浴槽のお湯が見えるようにしておくとよいでしょう。

◆突然、顔にお湯がかかってしまうことだけでも患者は驚き、恐怖を感じます。可能ならば、患者の手と顔は別々に洗うように心がけ、シャワーでは洗わないように注意しましょう。シャンプーで頭を洗うことも、患者の不安を駆り立てる原因となります。シャンプーは必要なときだけにとどめ、可能なときにはドライシャンプーを用いるほうがよいでしょう。

◆なじみのない石鹸の香りも、患者に恐怖心を抱かせる一つの原因となります。

注意を向ける持続時間が短くなることで、別の問題が引き起こされてくることがあります。たとえばそれは、何かの準備をする間、患者に対して「ちょっと待ってて」は、通用しないということなのです。ケアパートナーのサポートグループにいた一人の女性が、こんな話をしてくれたことがありました。彼女は夫をシャワーに入れるために準備万端整えていたのですが、あいにく新しいタオルを出し忘れてしまったそうです。「私はそのときついうっかりと『ちょっと待っていて』って、決定的な言葉を口にしてしまったんです」と彼女は言いました。「私はタオルを取りに行ったんですが、夫はふらふらと歩き出し、裸のまま玄関から外に出て行ってしまったんです」。彼女の夫は、タオルを取りに行くたったそれだけの間すら、注意力を維持しておくことができなくなっていたのです。

ハビリテーションの指導者は、対象者に自信を持たせていく努力をします。そのためには、入浴などに際しても、身体が心地良く感じるものを最大限に活用していかなければなりません。たとえば、ラベンダーの香りのキャンドルを灯し、心を落ち着かせるためにお茶やワインを少し飲ませてみるのもよいでしょう（ただしグラスはプラスティックでなければなりません）。何か静かな音楽を流しておくのもよいかもしれません。浴室は暖かく、十分な明るさがあり、滑り止めのついたマットと、手すりとが備えられていなければなりません。また、洗い場にシャワーチェアーを置くか、浴槽の中にお風呂チェアーを置き、シャワーカーテン（ホテルの浴室などについている、浴槽のカーテン）を引き、入り口の扉は閉めておく必要があるでしょう。もし患者にシャワーを浴びてもらうなら、シャワーが高い位置に固定されてあるタイプではなく、手に持って使えるタイプのシャワーを利用し、足から徐々に上へとお湯を掛けていくとよいでしょう。こうすることで、患者はお湯の温かさを感じることができ、またゆっくり上へとお湯が体を温めていく心地良さを感じることができるのです。

もし介助をしている対象者が、ポーレットのように不安におびえるようなことがある場合には、お風呂以外のことに注意を向けられるような何かを手渡しするとよいでしょう。たとえば体を洗うタオルやスポンジなどは、よく用いられるものの一つです。あるケアパートナーは、夫の体を洗うときにはインテリアライトをその近くに置き、ライトの透明な容器の中を色づけされた液体が揺らめく様子に夫の注意が向くように工夫していました。

もしシャワーや入浴によってパニック状態となってしまうようならば、清拭（スポンジバス：濡れたスポンジで体を拭く）をするだけでもよいでしょう。また、一つずつ順序を追っていけば、患者を可能な限り作業に携わらせておくこともできるでしょう。まず最初は、バスローブかタオルで患者の体をくるみ、「暖かくて素敵でしょ」などと声をかけてもよいでしょう。そして少したってから「顔を洗いましょう」とタオルを手渡します。顔を洗い終わったら、自分で顔を拭かせます。それから必要な部分だけを露出するように心がけながら次の部位に移っていくのです。指示は簡潔に、ジェスチャーを交えて示しながら、急いでいる素振りなどは決して見せずに接します。そしてどんなときでも褒めることを忘れてはいけません。

入浴には、介助者側の工夫がとても重要となることがあります。私の友人のスーザンは、夫のタイラーが二度とお風呂には入らないと断言してしまったために、新たな方法で「清拭」を行うようになったと言います。タイラーは元海兵隊員で身長が一九〇センチ近くもありました。あるとき一八〇センチはある妻をラクラクと抱え上げると、彼女を洗濯機の上にドスンと放り投げたことがあったそうです。それは、お風呂に入らないという彼の意思表示でした。タイラーの言語能力はかなり低下していて、ほとんどしゃべることができませんでしたが、スーザンには彼の行動の意味がよくわかりました。ですが、気骨のあるこの女性は、夫をきれいにすることをあきらめませんでした。毎晩、暖かい泡のお湯が入った桶を準備し、タイラーが「いびきをかくほど」の眠りに入るのを待って仕事を始めたのです。

もし夫が目を覚ましたら、「彼の体の上にベッドカバーを引っ張り上げてかけ、タオルを投げだして一目散に逃げ出すわ。彼が私を捕まえたことは一度もなかったし、自慢じゃないけど、彼はそれ以来かなりきれいな状態を保っているのよ。全身をきれいにするのに四日かかり、そしてそれをまた繰り返していくの。でも彼は全然気づいていないの」とスーザンは語っていました。この例は、まさにケアパートナーの創造力が発揮されたケアのありようなのだと思います。

✣ 着替え ✣

はたから見ると、患者の無頓着な装いやだらしないかっこうは、身だしなみについての関心がなくなっている表れだと感じることが多いようです。しかしその多くは、ボタンやジッパー、ホック、または指輪などの装飾品といった、かなりの器用さが求められる作業にうまく適応できなくなっているだけだったりもするのです。まったく型にとらわれないふぞろいの服を自分で組み合わせ、うまく着こなせていると感じていることもあるでしょう。ですが、ケアパートナーがそのことに対して怒りや苛立ち、また恥ずかしさを表すことには抵抗を示すのです。また疾患の後期になると、患者には必ず着替えの介助が必要となりますが、ケアパートナーの介助の仕方が何日にもわたって患者の感情に影響を与えることもあります。

患者のこれらの状況における反応について、あるサポートグループで話された内容をもとに考えてみましょう。

土曜の朝、予約していた美容院に出かけるためにビバリーが二階から降りてきたとき、スコットは朝食の食器類を洗浄機に入れているところでした。食器を入れ終わり、降りてきたビバリーを見てスコットは思わずこう叫んだのです。

「いったい何のつもりなんだ?」。

ビバリーはスコットの態度に後ずさりながら「どういう意味?」と聞き返しました。

「どういう意味も何も、自分の格好を見てみろよ。二階に戻ってまともな服に着替えておいで。急がないと遅れてしまうよ」。

ビバリーは部屋に戻りベッドの端に腰を下ろし、しばらく時間がたつのを待ちました。ですが、スコットの声が彼女を現実に引き戻します。「ビバリー、準備はできたのかい。今出かけないと、本当に遅れてしまうよ。早く！　もう行くよ！」。

ビバリーはハンドバックを引き寄せると、どうかスコットがもう車に乗っていてまたぶつかり合うことがありませんように、と願いながら階段を下りはじめました。ですが、彼女が外に出たとたん、スコットは車から飛び降りてきました。彼はビバリーに走りよると彼女の腕をつかみ、急いで家の中に連れ戻しました。

「痛っ。スコット、私が何をしたって言うの。何でそんなに私のことを嫌うの」。ビバリーはすすり泣きながらそう訴えました。

「何で君はそんなことをしているんだい！　僕にはわからないよ。そんな格好じゃ、君をどこへも連れていけないじゃないか。それはガーデニング用の作業ズボンだし、ブラウスはバレンタインにクラブでダンスを踊ったときのものだ。美容院にいる人たちはみんな、君が狂っているんじゃないかって思うさ。さもなきゃ、そんな格好をさせたまま君を連れ出している僕のことを狂っていると思うだろうさ」。

結局、ビバリーは泣きながらベッドにもぐりこみ、スコットは美容院に予約のキャンセルの電話を入れたのでした。

この状況を別のシナリオと比較してみましょう。ある木曜日、ジャンはいつものように母のマリーンを、地元のシーフードレストランで午後四時からやっている「スペシャルディナー」に連れて行きました。その日は雨が降っていたこともあり、母親を迎えに行く時間が少し遅くなってしまいました。

でもジャンが着いてみると、マリーンはすでに外套を着込み、行く準備を整えていました。レストランに着くと、店主に案内されてテーブルに座りました。そこでジャンは、マリーンにコートを脱ぐように言いました。しかし、マリーンがコートを脱ぐと、なんと外套の下からは、けばけばしいピンク色の古びた薄いスリップ一枚に身を包み、ご満悦な表情の彼女が現れたのです。さらにスリップの一方の肩紐は、小さな金色の安全ピンで留められていました。

ところが、このときのジャンは、恥ずかしい最悪の場面を最善の対応で切り抜けました。彼女は母親の自尊心をまったく傷つけることなく、見た目には何の変わりもない夕べのひと時としたのです。ジャンはテーブル越しに体を寄せて、こう言ったのです。「なんだかここ、今夜はずいぶんと冷えるわね。あたしはコートを脱がずに着ておくことにするけど、お母さんはどうする？」。すると母親はうなずいて、顔を赤らめていた若いウェイターの手を借りながら、脱いだコートをもう一度はおり直したのでした。

私はジャンに、そのときは顔から火が吹くような恥ずかしい思いをしたのではないか、とたずねました。すると彼女は、そのときの状況について自分がどうこうということではなく、母親の尊厳をどう守ってあげられるのかだけを考えていた、と話してくれました。その夜のジャンとマリーンの夕食は、いつもと何も変わらない、とても素敵な夕べとなったのです。この経験から、ハビリテーションの一つのレッスンを学ぶことができます。それは、人の尊厳を奪い去るものはアルツハイマー病という疾患ではなく、患者を取り巻く他の人びとの反応だ、ということです。

それでは先に示したビバリーとスコットとの状況では、どのように対応することができたのでしょう。スコットは、「そのブラウス、素敵だね」と言うこともできたはずです。そして、「でも、それは今夜一緒に夕食を食べに出かけるときのためにとっておいたらどう？　そうだ、僕がその茶色のズボンにうまく似合いそうな茶色のセーターを見つけてきてあげるよ。どうだい、茶色のセーターは？」と（「茶色」という言葉を繰り返し用い、最後の言葉を「茶色」で終えることで、ビバリーはそれを思い出しやすくなるのです）。

もしビバリーが服を着替えたがらなかったとしても、最悪、美容院におかしな格好で座っていただけですんだでしょう。それに、おかしな格好をしていたからといって、そのことがビバリーの行動の変化に気づいていたに違いない美容師を煩わせることはなかったでしょう。どんなケアパートナーにとっても、生を長らえようとする患者のちょっとした奇抜なファッションには、忍耐強く微笑みをもって接することが必要になります。覚えておくべきことは、誰の問題なのか、そして誰の尊厳を守ろうとしているのか、ということなのです。

スコットは、サポートグループでビバリーの衣服に関する問題を話題にしたことで、次に同じような問題が起こったときにどのように対処すればよいのかを理解しました。スコットは娘さんに頼んで、ビバリーのクローゼットを整理してもらい、その季節に合った服だけをクローゼットに残しておくようにしました。娘さんは、できる限り無地の服を選び、上下を合わせてハンガーに掛けておいたのです。いくつかの服がなくなっていることにビバリーが気づいたときには、洋服は納戸にしまってある、と告げました。「悪意のない小さな嘘」で平和をもたらすことができたのです。

娘さんはしばらくの間、クローゼットの中の服ならばどれを着てもおかしな組み合わせにならないように、クローゼットの整理を続けました。そのため、ビバリーの服は診断を受ける以前の彼女の装いとは違うものになってしまいましたが、それでもいろいろな場面にふさわしい装いを保つことができたのです。そして何よりも大切なこととして、彼女自身が、自分の世界の中で自分の力を感じることができたのです。

着替えの介助をするときには、決して急いでいるような素振りを見せてはいけません。アルツハイマー病を患っている人は、情報処理に時間がかかり、一時に一つの指示にしか対応できないことが多いのです。

ですから、患者が十分に準備の時間を取れるよう、会う約束はできる限り午後の時間に設定するように心がけましょう。もし早い時間にしか予定が取れない場合には、朝すぐに着替えができるよう、前の夜に患者の洋服を準備しておくとよいでしょう。

アルツハイマー病患者が以前のように着替えられなくなるには、そのほかの問題も考えられます。たとえばミューリエルは、アルツハイマー病の末期中ごろの患者でしたが、彼女の妹のニーナを非常に困らせていました。ミューリエルは、来る日も来る日も同じ黄色の服を着たがり、寝るときにもその服を着ていたがるほどでした。買い物に出かけるときでも、どれだけ言いくるめたり、説き伏せようとしても彼女はその服を着たがり、気持ちを変えることはできなかったのです。たぶんミューリエルは、清潔や身なりに関する感覚が衰えてきていたために、その服が汚れてしわになっているなどということに注意が向かなかったのかもしれません。

しかしニーナは、こうした日ごろの状況に解決策を見つけました。彼女はミューリエルが寝入るのを待ち、お気に入りの黄色の洋服と、ミューリエルがはっきりと認識できる同じ黄色で着心地の良い簡単に脱ぎ着ができる洋服と入れ替えたのです。

以前ならば決して買ったりはしなかった服を、患者のために買うことについては、特に気にする必要はありません。あなたにとっては、たとえば自分の母親がスウェットの上下に身を包んでいるなんてまったく想像もしなかったことなのかもしれませんが、本人にはそうした衣服が最も心地良く感じられる時期が、特に疾患の末期の段階には来るのです。

アルツハイマー病を患っている人の多くに突然現れる問題の一つとして、衣類を所かまわず脱いでしまいたくなることがあります。衣服を脱ぐのが好きな患者の場合、背中側にジッパーのついたつなぎ服は一つの解決策かもしれません。また、衣服を脱ごうとしたときに気をそらせるような「ビジーエプロン」と呼ばれる前掛けをつけることもできるでしょう。ビジーエプロンとは、普通のエプロンに、たとえばボタンやジッパー、リボン、花や鍵といったものが縫い付けられていたり、ぶら下がっていたりするようなものにすぎません。ですが、それらをいじることで患者の手持ち無沙汰は解消され、フラストレーションを最小限にすることができるのです。

女性患者が身なりを整えるための手伝いを必要としている場合には、以前に使ったことがなくても

患者の服装に対する援助の秘訣

以下のような服を選ぶことを心がけます。

[簡単なもの]　容易に着たり脱いだりができる洋服であることが必要です。

[動きやすいもの]　洋服が動きを制限するようなものではいけません。

[わかりやすいもの]　患者が容易に自分の服であるとわかるものを着せるように，心がけましょう。もし汚れたりほころびが出てきたら，同じ服を何度でも購入しましょう。それがお気に入りなのです。

[親しみやすいもの]　新しいスタイルや流行の洋服などを取り入れることは避けましょう。

[色合いのあるもの]　患者が楽しむことができる色や，患者ならば選んだであろう色合いの洋服を選びましょう。

[感触の良いもの]　可能ならば，肌触りの良い生地の洋服を選びましょう。ベルベットやシルク生地などは，触っていて感触の良い生地です。

使い勝手が良いといわれている衣類には、以下のようなものがあります。

・簡単で履き心地の良いソックスと靴
・スリッポン（紐などがついていない靴）やマジックテープで留める靴，スニーカー
・くるぶし丈のソックス（不安感と組み合わせの間違いをなくすため，すべて同じ色とタイプでそろえる）
・女性では膝丈のストッキング
・オープンカラー（開襟）のシャツや衣類
・普通よりもひとサイズ大きめの衣類
・頭からかぶるタイプのシャツや衣類
・伸縮性のあるウエストでゆったりとしたズボン
・ジッパーやボタンがついている衣類や小さくて窮屈な衣類，または患者が混乱を起こすような衣類は避けましょう。

香水をつけたりお化粧をすることもできるでしょう。そうすることで、スーパーマーケットやナーシングホームの廊下で誰かとすれ違ったときなどに、見知らぬ人からも微笑みかけられ、好意の言葉を投げかけられることもあるでしょう。

同じように、男性患者に対しても褒めることを忘れてはいけません。進行性の認知症を患っている人を褒めることは、彼らの自尊心を支えるだけではなく、疾患の進行とともに失われていく抑制の働きに対しても、効果的で積極的な反応を引き出す可能性があるのです。ステファニーは、彼女の内気な父親が着ていた「お決まりの紺色のスーツ」を褒めたときのことをサポートグループで話してくれました。「お父さん、今日はとっても素敵ね」と言ったステファニーを、突然彼は強く抱き上げて、居間の中でクルクルとステップダンスを踊り始めたのです。ステファニーは、父親がこれほどまでに近く感じられたことは今までになかった、と語っていました。褒めること、そしてそれに対する反応が、彼らの関係性における新たなステップの始まりとなったのです。

✣食　事✣

スープが患者の胸元に滝のように流れてシャツを汚してしまったり、指が鮮やかなオレンジ色の手袋をつけたような状態になってしまったり、あるいはお皿の上のマッシュポテトがコーヒーで浸ってしまったりしたときなど、ケアパートナーは落胆や失望を感じることがあります。フランが彼女の父親のことで私に電話をかけてきた理由も、まさに同じようなことがフランを苛立たせていたからなのです。「これからは、私が自分で父の食事の介助を行うわ」と彼女は言いました。「もう我慢できないの。だって、父はいつもとても小奇麗な格好をしていたのよ。それなのに、今の父ときたら……。自分がどんなふうに見えるのかを知ったら、きっと死んでしまうと思うわ。食べかすだらけなんですもの。それに、父はいつも私を見つけると、すっとどこかへ消えちゃうの」。

フランには、食事をきれいに食べる能力を身につけることが父親のゴールではないことを学ぶ必要がありました。ゴールは、患者ができる限り自立した状態でいられることにあるのです。ケアパートナーにとっての最大の試練は、その人が以前のような状態に戻ることを期待するのではなく、今のその人のありようを受け入れることができるように考え方を改めていけるかどうかなのです。フランは今の父親の状態を受け入れることができず、軽蔑のまなざしをあらわにしていました。それゆえに彼女が近づいていこうとすると、父親は彼女から逃げ出すようになってしまったのです。

食事に関する問題が起こるのにはいくつかの原因がありますが、そのなかには以下に示すようなものも含まれています。

◆お箸やフォークといった物品を、どのように用いればいいのかがわからなくなっている。
◆視力が低下している。
◆注意力を持続できる時間が短くなっている。

◆言葉をうまく操れなくなっている。
◆運動機能が低下している。
◆社会的な関わりがうまく持てなくなっている。

疾患の初期の段階で、その必要を迫られる前に、フィンガーフード（指でつまんで食べられる物）に馴染んでおくとよいでしょう。フィンガーフードならば患者自身で最後まで食べることができるので、自分の尊厳を保つことも可能となり、適切な栄養を取ることに対して前向きでいられるのです。こうした食べ物ならば、調理器具や調味料、お皿なども必要とはしませんし、手軽なスナックとして、または普通の食事としてどの時間にでも出すことができるのです。フィンガーフードならば、疾患のほぼ全段階を通して提供していくことができるでしょう（フィンガーフードについては、巻末の「付録」を参照）。

以下に一つの事例を示しました。この事例の結末を改善するためには、どのようなハビリテーションの方法を用いることができるか、考えながら読んでみてください（六つ以上の解決策が考えられれば合格です）。

ジェームソンはフットボール中継を聞くために、小さな食卓の上に置かれたラジオのスイッチを入れました。ルイーズは縞模様のテーブルクロスの上に花柄のランチョンマットを敷き、お皿と食器の準備をしています。彼女はまずティーポットを運び、そしてお砂糖、クリーム、塩、コショウを運び、注意深くナプキンをたたむのです。そして、フルーツを盛った白い磁器をテーブルの中央に置きます。こうした食事の準備を、彼らは何年も続けてきていました。ジェームソンはテーブルでスポーツ中継を聞くこともありましたし、ルイーズもお皿を持って奥の小部屋へと行き、そこでテレビを見ながら食事をすることもありました。

次に、ルイーズはチーズマカロニの入った大きな器を食卓へと運び、「あんまり汚さないでちょうだいね」と、それをジェームソンの前に置いたのです。彼女がその場所を離れようとしたそのとき、ガチャンと何かが壊れる音がしました。彼女が振り返ってみると、そこには足元にマカロニをひっくり返したジェームソンが中腰で立っていたのです。驚いたことに、彼は鮮やかな色をしたオレンジに、皮ごとかぶりついていました。

それでは、このジェームソンとルイーズの経験は、どうすれば二人にとって和やかなものとなったのでしょう。まず、ルイーズはラジオを消す必要がありました。残されている注意力のすべてを食べることに向けなければならないジェームソンにとって、食事の時間に余計な音が鳴っているのはよいことではありません。フットボールの中継は彼の楽しみの一つですから、食事の後でゲームを聞けるように食事時間を調整することもできたはずです。

また、テーブルクロスの上にランチョンマットを敷いたことは、ジェームソンにとって過度の視覚刺激となってしまいました。異なる図柄のパターンは、視覚的に強い刺激の感覚を生み出すことがあります。一番良い選択は、視覚的なコントラストと奥行きの感覚を補助するために、テーブルやお皿の色と対照的な色合いのマットを敷くことです。たとえば、木製のテーブルなら無地のマットを敷き、その上で白いお皿を用います。こうすることで、お皿はマットやテーブルとのコントラストを保つことができ、食事そのものに注意が向けられるようになるのです。

ジェームソンはチーズマカロニに気がつきませんでした。それは、彼の単純化した色彩の認識では、マカロニやチーズが、器の白い色と一緒になってしまったからなのです。ルイーズは、白っぽい食材は、明るいコントラストが得られるような色合いのお皿に盛るとよかったでしょう。また、食材の上に赤いパプリカを振りかけたり、刻んだチャイブやケチャップなどのソース、またはオレンジ色のチーズなどをかけてコントラストをつけることもできるのです（こうした方法は、カリフラワーなどの白色系の野菜や白身の魚料理などでも活用できます）。

またルイーズは、今出している料理に必要となる食器だけを出すべきでした。いくつものスプーンやフォークなどは、ジェームソンにとって余計な刺激となってしまうからです。チーズマカロニならばスープスプーンやテーブルスプーンだけでも十分だったでしょうし、運動機能が低下しているジェームソンにとってもそのほうが扱いやすかったはずです。またメニューも、サンドイッチのようなものならば食器を使う必要がありませんから、ジェームソンも混乱を起こさずにすんだでしょう（同じハビリテーションの原則に基づいた場合、スープを出すのに最適な器はマグカップです）。

多くのアルツハイマー病の患者と同様に、ジェームソンはフルーツの実と皮を識別することができませんでした。あるとき私は、バナナが房ごとなくなり、あちこち探し回ったことがあります。一時間後、患者が皮むきに没頭し、全部のバナナの皮をむいていたことがわかりました。また別のときには、彼はティーバッグを食べていました。フルーツは、目の届かないところにしまっておく必要があるでしょう。またフルーツを出すときには、皮をむき、自分で好きなように取って食べられるぐらいのサイズに切り分けておくことが必要でしょう。もしジェームソンが、注意力を長い時間維持できなくなってきているならば、食事を少しずつ何回かに分けて出すとよいでしょう。認知症が進行している人の場合、目に留まりやすく栄養価の高いフィンガーフードをあちこちに置くことで、必要な栄養量の摂取の手助けとなることがあります。

最後に、汚してしまうことへのルイーズの発言は、ジェームソンを侮辱はしても、彼の自尊心を高めるような言葉ではありませんでした。ハビリテーションによるアプローチを用いているケアパートナーならば、不運な出来事の後片づけをしているときでさえ、できる限り、アルツハイマー病患者がそのことの責任を感じないように心がけるのです。そうすることで、事故や災難に煩わされずにすむ日が必ずやって来るのです。まさか、と思うかもしれませんが、きっとそのときには皆さんも煩わされていた日々を懐かしくさえ思うことでしょう。

食べることには、身体機能の問題だけではなく、もちろん栄養摂取の問題も含まれています。ケアパートナーは、患者の体重や食事習慣などの観察を行い、変化があればそれが身体的、または医学的な原因があるかどうかの見極めを行わなければなりません。患者は、寒い、喉が渇いた、と訴えることができますか？　お腹がすいたら何かを食べるということを、患者はわかっていますか？

脱水の可能性については、常に用心することが必要です。なぜならば、患者は喉の渇きに関する体のシグナルに気づけなかったり、服用している薬がそうした副作用をもたらすこともあるからです。また、単に水分を十分に摂取していないこともあるでしょう（夜間に何度もトイレに行かないよう、夕食後は除きますが）。一日を通して頻繁に水分の摂取を促すことが必要です。また、もしアルツハイマー病患者の体重が減ってきていると感じたなら、義歯の装着状態や、歯の痛みがないかも確認しましょう。こうした問題は、彼らの食事の大きな妨げとなりますが、問題をうまく伝えられないことも多いのです。

食事の時間がきても、あまりお腹がすいていない様子だったらどうでしょう。食欲を刺激し、食事時間に思いが向いていくように、食前にカクテルグラスなどで少量のワインやグレープジュースなどを出すのもよいでしょう。食前におつまみ類を出すときは、野菜のスライスなどの健康的なものを選び、食事として出す野菜の代わりにするのがよいでしょう。

かつては多めに盛った食事を喜んでいたとしても、大盛りのお皿は患者を容易に圧倒してしまうことを理解しなければなりません。また、味覚も変化していきますから、認知症の進行に伴い、香辛料やハーブ、スパイスなどの量を増やすことが必要となるときも来るでしょう。以前は甘さに無頓着な人でも、食事に少量の砂糖を加えることを勧めてもよいでしょう。多くのケアパートナーは、ブラウンシュガーを目玉焼きの上に散らしたり、マッシュポテトにやわらかくしたチョコチップを混ぜたりしています。こうした味付けは、確かに私たちにとっては好みといえないかもしれませんが、疾患を患っているのは私たちではないのです。

患者が薬を飲みたがらないときがあります。そのようなときは、錠剤や粉薬ではなく、水薬で処方してもらい、おいしそうなシェーク（ジューサーなどでブレンドしたジュースやミルクセーキなど）などに混ぜるとよいでしょう（ブレンドレシピについては、巻末の「付録」を参照）。シェークは、食事の摂取量が少ない人に栄養を補完する良い方法です。

アルツハイマー病を患っている人たちは、食事を始めるために単純なきっかけを必要とすることがあります。二人だけの静かなテーブルは、食事という生活上の儀式に患者の注意をひきつけるのに適した状況です。そして、できるだけ患者と一緒に食事をすることが望ましいのです。なぜならば、人間は常に人と人との関わり合いを必要としているからです。そればかりでなく、あまり期待していないときに限って、愛嬌のある仕草や振る舞いなどが見られたりもするのです。認知症の状態が進んでいる方の場合、常に受身の話し相手にしかなれないかもしれません。ですが、あなたの人生や生活のなかで起こった楽しいことをおしゃべりするのはできるはずです。本のこと、映画のこと、スポーツのことやファッションのことだって、以前と同じような会話のやり取りではないけれど、話をすることはできます。そして一緒に食事をすることは、患者があなたの食事の仕方を真似る良い機会にもなるのです。それは、身振り手振りのボディー・ランゲージを積極的に使った、言葉によらないきっかけを与える役割を果たしているのです。

あなたが患者と一緒に食事をするしないにかかわらず、食卓の照明は、食事にしっかりと注意を向けるのに十分な明るさが必要です。しかし、明るすぎて影ができるほどだと、かえって混乱を引き起こす可能性もあります。先に記したように、影は幻覚を引き起こすことがあり、患者に無駄なストレスを与えてしまうのです。

患者の衣類が食べこぼしで汚れてしまわないように、前掛けを用いるのは良いアイデアですが、子どもが使うよだれかけの類は避けるべきです。あなた自身も患者と同様の前掛けを用い、膝にタオルを広げながら、「今日の食事は二人とも汚れそうね」などと声をかけるとよいでしょう。また、混乱を避けるため、二つ以上の食器は同時に出さないようにします。まず、スープの入ったマグカップを患者の正面に置き、飲み終わったら、サンドイッチを運ぶ前にマグカップを下げてしまいます。

もしあなたが家族以外のケアパートナーであるならば、患者を個人的によく知る人物から、患者の食事習慣や好物などに関する情報を集めるとよいでしょう。たとえば、一日の食事のなかで一番しっかりと食べるのはいつなのか、コーヒーや紅茶などを決まった時間に飲むことがあるのか、飲み物には何を入れて飲むのが好きなのかなどです。また、食事の合間にスナック類を食べることが習慣としてあるのかどうかも、聞いておくとよいでしょう。日課やなじみ深さは、ハビリテーションケアの要となる部分なのです。

もしも、こうした具体的なことを知らなかったらどうなるか、考えてみましょう。コニーの家族が一カ月間の休暇で家を空けることになり、看護ヘルパーの会社は、ロブを住み込みのパートナーとして派遣しました。ロブは最初、（家族から事前にいろいろと情報を聞くよりも）すべてにおいて最初から関わるほうが、むしろ楽だろうと考えていました。それはコニーは気楽な性格で、愛想もよく、感じのいい人物であるとの説明を家族から受けていましたし、朝も早く起き、日中はほとんどの時間を庭で過ごし、午後の九時までには寝てしまうということだったからです。コニーはアルツハイマー病の初期にありましたが、言語の機能を著しく失っていました。ですがそのほかの点では、彼女は物静かで、自分で何でもできる状態でした。

最初の朝、ロブはコニーより先に起きてベーコンと卵の朝食を準備し、コニーの前に整えました。彼がカップにコーヒーを注ぎながら、「ミルク？」「お砂糖？」と聞くと、コニーは「いいえ」と首を振り、眉間にしわを寄せたまま、何も手をつけていない朝食の皿を横に押しやりました。

ロブは、「さあ、コニー。食べなきゃだめですよ。今日はあなたのために特別に作ったんですよ」とお皿を彼女の前に戻しました。

しかし、コニーは椅子から立ち上がり、そのまま二階の自分の部屋へと戻ってしまいました。その後、彼女は庭に降り、ヘルパーに気づかれないようにホースから水を飲んだのでした。ロブは新しいコーヒーをポットに準備し、テラスのコニーに勧めました。

すると、「だめ、だめ、だめ」と、彼女はだんだんと声を大きくしながら言うのでした。

「何か欲しいものがある？　何も食べていないでしょ。もうお昼の時間になりますよ。お昼には何を作ればいいですか。サラダはどうですか。私も一つ食べるので、あなたの分も一つ作ってあげますね」。

そうロブが言うと、コニーは何も言わず庭に戻っていってしまいました。ロブはサラダを作りましたが、結局コニーは（庭のホースからお水をもう少しばかり飲みましたが）、サラダは食べませんでした。

彼らのやり取りは、ロブが食事を作り、コニーはそれを食べず、だんだんと食事ごとに苛立っていく、そんなふうに進んでいきました。家族が説明していた人当たりの良いはずの患者はどこに行ってしまったのでしょう。結局、二週目になっても手の打ちようがなく、ロブは一緒に買い物に出かけようとコニーを誘いました。

「何でもかまわないので、自分の欲しいものを選んでください。それを料理しますから」とロブは言いました。

彼女は最初戸惑った様子でしたが、ゆっくりと棚の前を歩くうちに、徐々になじみの品に触り始めました。最初の品物はティーバッグでした。そうだったんだ。ロブは思いました。紅茶だったんだ。彼女はコーヒーじゃなくて紅茶を飲むんだ。コーヒーを押しやるのは当たり前だ。家族はこうしたことを伝えようとしていたんじゃないか。彼がティーバックの箱をつかみかごの中に入れると、コニーは笑顔を見せました。新しい二人の関係が、そこから始まったのです。

家族にとっては、コニーがどこで食事をするのが好きなのか、どんなスナックがお気に入りなのか、そして何時ごろに食事をするのかといった彼女の好みについてロブに伝えることが最も大切なことだったのです。こうした情報は、患者の慣れ親しんだスケジュールや場所を継続する助けとなるだけではなく、アルツハイマー病患者が一時的に関係を持つ相手との肯定的な関係を硬く結びつけていく助けともなるのです。

疾患の進行に伴い、ケアパートナーは食事に関するより重大な問題に直面していかなければなりません。たとえば終末期のアルツハイマー病患者には、咀嚼と嚥下の障害が出現することがあります。こうした問題が現れた場合、担当の医師や医療従事者は、言語療法士に相談することが必要となるでしょう。言語療法士は、やわらかい食事やとろみのある食事など、食事の形態や介助方法に至るまで、食事に関する最善の方法を示すことができるからです。そして、彼らのアドバイスは、患者と介護者双方の気持ちを、最大限に和らげるものとなるでしょう。

✣排　泄✣

ありがとう
扉の前に掛けてくれた
トイレの絵
ありがとう
そして、何も言わずにいてくれたこと

排泄に関する問題は、疾患の初期の段階から現れることがありますが、末期に至るまで悩まされずにすむこともあります。過去数十年にわたりアルツハイマー病患者とかかわってきた多くの医療従事者によると、アルツハイマー病の初期段階における失禁は、医学的あるいは身体的な原因とは関係なく、むしろ環境その他の治療可能な状況に関係していると報告されています。たとえば、アルツハイマー病を患っている患者のなかには、屋内で排泄する場所を間違いなく見つける努力をするよりも、屋外で排泄するほうが安心だと考える人もいるようです。農家に住んだ経験のある人の多くは、夏の間は外で排泄することが許されていたようで、若い時分には屋外トイレなどを備えていた人もいるようです。つまり、家族や医療従事者が、そうした患者のバックグラウンドや生活歴を理解しておくことで、不適切な屋外での排泄といった当惑させられるような状況に対しても、前もって備えることができるようになるのです。

排泄に関するハビリテーションの基本的なアセスメントには、患者がトイレや便器を見つけることができるか、トイレに行きたいという意思表示ができるか、そして排泄に間に合うだけの速やかさでそれを表現できるのかどうかが含まれています。

マークはちょうど真夜中過ぎに目が覚め、尿意をもよおしていることに気がつきました。そして、ダニエルが横に寝ているベッドから起き上がり、ベッドサイドにあるスリッパを履き、トイレへ向かいました。用をたした後にベッドに戻ると、マークはまたすぐに眠りへと落ちていきました。ですが後になってダニエルは、マークが三晩続けてトイレの横のクローゼットのドアを開けて中へ入り、ダニエルの「全部の服にオシッコをかけてしまった」ことを報告をしてくれました。

この問題の解決は、とても簡単なものでした。ダニエルは、マークが寝ている側の床に、トイレまでの夜光テープを貼りました。日中はテープは見えないのですが、夜になると、そのテープが三センチほどの明るい緑の道となり、マークをトイレへと導いてくれたのです。

ダニエルはその他にも、マークのために、トイレの中にいくつかの安い「タッチ」ランプを付けました（以前は、何度もトイレの電気をつけたままにしようとしたのですが、倹約家のマークはいつも就寝前に消してしまうのでした）。ダニエルは、就寝前にランプの丸いプラスチックの傘に触れて、柔らかなライトをともします。そうするだけで、マークがクローゼットに意識を向けずに、トイレへと歩いていくための十分な目印となるのです。

ダニエルは、マークがトイレを使えるようになったこと、そして自分の服を綺麗にすることができたことを、ケアパートナーのグループでうれしそうに報告していました（ついでですが、もし尿臭が部屋の中に立ちこめている場合、猫の排泄物用の匂い消しが役に立ちます）。

ダニエルは、とても役に立つと思えるいくつかのテクニックを用いていました。彼女は、トイレの使用に関する環境的な調整を行うと同時に、ボタンの付いたカーディガンを〝かぶる〟タイプへと変え、マークがボタンの掛け外しに煩わされることをなくしました。また彼女は、毎日の薬を小さな明るい赤色のお皿の上に乗せて食事のときに出し、マークの注意を引くと同時に、彼の自立心をも支えるようにしたのです。マークが言葉に詰まったときなどには、彼女がその言葉をすぐに示すことで、彼の苛立つ気持ちを落ち着かせる働きかけをもしていました。こうした方法は、道を見つける患者の能力や注意の持続時間、深さ・色・コントラストの知覚、健康な身体機能、短期記憶、言語機能、そして薬剤やその他の疾患による問題を中心としたアプローチによって行われているのです。

たとえば、視覚的な問題を少なくするためには、少なくとも数年の間はあなたにも我慢できる、明るいペンキの色を選ぶとよいでしょう。ターコイズ色（トルコ石のような明るい青緑）、プラム色（深紫）、テラコッタ色（赤褐色）やエメラルドグリーンなどは、良い選択だと思います。そしてバスルームの壁を、トイレや流しとのコントラストがはっきりとつくように塗るのです。ですが、それは決してインテリア雑誌が写真を撮らせてくれと電話を掛けてくるような、素敵なものにはならないことの覚悟は必要ですが。白い磁器でできた流しや便器ならば（そしてバスタブやシャワーも）、よりはっきりと見えるようになるでしょう。

多くの場合、短期記憶に問題のある人をトイレへ誘導することは、ケアパートナーにとってとても大変なことなのです。ですがこうした誘導も、ハビリテーション言語を用いることで、患者の記憶力に頼らずに誘導することができるようになるのです。たとえば、「僕、トイレを使うから、母さんは父さん先に使ったら」と言うこともできますし、「母さん、私は上のトイレを使うけど、母さんはここのトイレを使っていいわよ。こっちのトイレは青色の壁だから」と言うこともできるでしょう。長期療養ケアで提供されている多くのハビリテーション・プログラムでは、二時間ごとのトイレ誘導を行っています。ケアパートナーは、何か他の話をしながら入居者をトイレへと誘導し、目的地に着くと、

「ここで待っていますね」といった声かけを行うのです。

短期記憶の障害や、注意力の持続時間が短いという問題のために、膀胱がいっぱいになる感覚と、トイレに行かなければという思いとが同時に起こらないこともあります。多くの場合、そうした感覚が進行するまでの間に、すばやくトイレに行かなければなりません。ですから、患者のベッドサイドに簡易トイレを設置しておくと、本人とケアパートナーの双方にとって夜間の排泄が楽になるでしょう。そして前に記したように、患者はボタンやホックのついた窮屈な服装ではなく、ウエストの部分にゴムが入っているスラックスやスカートをはかせるとよいでしょう。

また、患者の失禁が問題となる前から、ベッドのシーツの下には使い捨てのベッドパットを入れておくとよいでしょう。そして、失禁が日常的な問題となったなら、患者が夜間オムツを着用していても、シーツの下にしっかりとしたラバーシーツを敷くようにします。もし患者が夜間の排尿が多いようならば、夕食後の水分をできる限り控えるようにし、トイレのドアは開け、ライトをつけておきます。もし患者が友人宅や他の家族の家に宿泊するような場合には、そうした配慮が必要なことを先方にあらかじめ話しておいたほうがよいでしょう。

介護している患者が突然排泄のコントロールに問題をきたした場合には、医師に検査をしてもらうとよいでしょう。そうした突然の問題は、薬や疾患が原因となっていることが多いからです。もし患者の便秘が問題となるときは、煮込んだプルーンやアプリコットなど、繊維質を多く含む食品を日々の食事に取り入れるように心がける必要がありますが、状況に応じて栄養士などのアドバイスを受けることも大切です（トイレに長時間腰掛けなければならない場合などは、便座にパットを敷いたり高さを調節することで、負担を軽減することができます。また、静かな音楽を流すのもよいかもしれません）。もし患者が焦れてトイレに座っていられないようなときには、何か集中できるなじみの物などを持たせるとよいでしょう。一、二冊のアルバム、雑誌、人形、ビジーエプロンなどを手渡しておけば、トイレでの作業を一通り終えるぐらいの時間は、気を散らさずに座っていられるでしょう。

また、いくつかのハビリーテーション施設では、「化粧室」「便所」「洗面所」といった、すでに彼らには意味をなさなくなった言葉を伝える手助けとして、トイレのドアに便器の絵を掲げています。水道の配管などを扱う店に行けば、トイレなどの写真が載った本の中から、家のドアに掛ける適切なものを注文することができるでしょう。

どのようなテクニックを用いるにしても、疾患の初期における失禁に対して短絡的にオムツの着用で対処することだけは避けるべきです。はじめから期待を寄せない関わりは、患者に恥や敵意、また失敗の感覚を与える原因となるのです。しかし、失禁の兆候が明らかになったときには、まず女性用の生理用ナプキンを下着のあて布として用いることから始めるとよいでしょう。オムツよりも着脱が簡単にできるはずです。ナプキンを厳密なトイレのスケジュール（二時間ごとの誘導）と合わせて用いることで、しばらくの間は深刻な失禁の問題からは解放されるでしょう。

そして最後に、失敗は大目に見て、結果を褒めることを心がけてください。目標は、患者の当惑、不名誉、不安などを軽減していくことなのです。ハビリテーションは、患者の「できる」という感覚を長期にわたってサポートします。当然のことながらそれは、患者が下着を汚すことなく行われるのです。

✣睡　眠✣

多くの場合、睡眠の問題は、ケアパートナーに最後のとどめを刺す一撃となります。睡眠が重要な問題として浮上してきた場合、ハビリテーションを行うケアパートナーでさえもしばしば負けを認め、家の外にある資源の活用を積極的に探し始めることがあります。

進行性の認知症を患っている多くの人は、夜間に六時間ほどしか睡眠をとりません。日中に何度となく昼寝を繰り返す人の場合だと、夜間の睡眠はさらに少なくなります。ですから、アルツハイマー病患者が夜の八時に床についてぐっすりと眠れば、朝の二時にはパッチリと目を覚ますことぐらい数学者でなくてもわかるわけです。ですがケアパートナーはといえば、その時間は知らないうちに眠りに落ちてしまっているころで、起き出して患者が何をしているのかなどを観察をするような状況にはありません。にもかかわらずケアパートナーは、患者が危険なものを見つけはしないだろうか、家から出て行きはしないだろうかといった不安は抱えているのです。

その結果、ストレスや緊張、そしてフラストレーションが蓄積し、感情的な爆発が起こるのです。しかし、こうした感情の噴出は、かえってケアパートナーに罪悪感を抱かせる結果となり、情緒的な負担をさらに重くしていくことにもなるのです。疲労困憊したケアパートナーの睡眠不足が、アルツハイマー病患者のナーシングホーム入居を考える一番の理由であると言われるのも、不思議ではありません。

ですが、ケアパートナーになったら夜は眠れない、などという先入観にはとらわれないでください。多くの人は、アルツハイマー病が生活のなかで大きな割合を占めるようになる以前と同じ睡眠のパターンを維持しているか、新しい相応な睡眠パターンを作っているのです。

患者によっては、昼と夜とがごちゃごちゃになり、区別できなくなることがあります。ケアパートナーには、こうした奇妙な時間感覚の混乱を元に戻すことはなかなかできないのです。もし睡眠の習慣に変化が現れたなら、睡眠の乱れが疾患の過程としてというよりも、むしろ身体的、医学的、または情緒的な問題に原因していないかどうかをアセスメントする必要があるでしょう。もしかしたら、患者は風邪を引きかけていたり、脱水状態にあったり、お腹がすいているという不快感がどこから来るのかわからないだけだったり、またはトイレに行きたかったり、窓を開けたいだけなのかもしれません。今まで決められていた就寝時間などは、以前夜勤をしていたことがあるという理由だけで、まったく意味のないものになってしまう可能性もあるのです。

サポートグループのミーティングで、シャーロットは椅子にもたれかかるようにドシンと腰を下ろしました。彼女の目の周りには隈ができていました。「うちの母親が夜通し起きているんです。私は子どもたちを学校に送り出すために朝早く起きなければならないし、母をデイケアに送る準備もしなければならないし……。自分の仕事の時間になるころには、もうクタクタになってしまうんです」と彼女は報告していました。何か別の問題があるかもしれないので確認しては、というミーティングでのグループからのアドバイスを受けて、シャーロットは母親を医師のところへと連れて行きました。すると医師は、関節炎を患っている手と膝の関節の悪化に気づき、炎症に対する薬の処方を出しました。そうしたところ、その後からはシャーロットも彼女の母親も夜はしっかりと眠れるようになったのです。

アルツハイマー病を患っていたエリザベスは、夫がたまたまその原因に気がつくまで夜ごと見る怖い夢に悩まされていました。彼らには十一時のニュースを見る習慣がありました。疾患のためにニュースの内容を理解できなくなった後も、エリザベスは毎晩同じようにテレビの前に座り、画面に流れる映像や音に見入っていたのです。彼女はそれからベッドへと向かい、夜中になると叫びながら目を覚ますのでした。エリザベスの夫は、テレビが故障してはじめて、ニュースで流れる戦争や自動車事故、暴動などのイメージがエリザベスの悪夢の原因になっていることに気がついたのです。寝る前にテレビを見なくなったとたん、エリザベスは明け方まで安らかに眠ることができるようになりました。

患者の睡眠に問題を起こす原因が何であれ、ケアパートナーは危機的な状況にある患者を守るために、ハビリテーションに基づいた環境づくりを進めていかなければなりません。家の中の危険な物品を片付け、棚には子どもの安全用の鍵をつけ、玄関にセンサーや防犯用の鍵などを設置すれば、ケアパートナーも安心して休むことができるでしょう。

ハビリテーションに基づいた睡眠への環境づくりを進めていくためには、歌をうたったり、子守唄になるような音楽をテープレコーダーなどで静かに流すことなどもできるでしょう。馴染みのある心休まる音楽は、彼らが子どもの頃そうだったように、高齢者の眠りを誘うものでもあるのです。

もし患者の睡眠－覚醒のリズムに混乱が生じていると思われるような場合には、就寝時間までの日中の時間を、ずっと覚醒させて過ごさせるよう心がけます。日中に昼寝をし始めたときには、時間の記録をつけることが必要になるかもしれません。そして、そのパターンがわかったならば、昼寝をする十分から十五分ぐらい前に散歩に出かけるようにします。そうすることで、結果として夜間帯にぐっすりと眠るようになるのです。日中の居眠りは、つまらなさの現れであるともいわれます。患者は、忙しく時間を過ごすための新たな仕事、役割、趣味などを必要としているのかもしれません。

夕方の散歩は、ケアパートナーと患者の双方にとって、夜間のゆっくりとした休息の準備となるリラックスした時間となります。また、温かいミルクや背中へのマッサージなどの鎮静効果も捨てたものではありません。私の母は、孫たちにお駄賃を渡して、バラの香水とグリセリンで足をマッサージさせていました。彼女は九十になってもきれいな〝あんよ〟のままで、いつも赤ん坊のように寝ていました。

ケアパートナーが夜間にしっかりと休息を取れるよう、患者に睡眠剤を投与することが必要になる場合があります。在宅における介護では、ナーシングホームなどよりも早くにこうした薬が必要となることがよくあります。ですが、もしこうした方法を選択する場合には、さまざまな薬の選択がある一方で、薬の使用については多くの議論がなされていることも理解しておく必要があるでしょう。当然のことですが、薬の使用にあたっては医師や薬剤師の指示のもとに、体の大きさ、年齢、診断名、他に飲んでいる薬をしっかりと伝えることも忘れてはいけません。

いずれにせよ、介護している患者に睡眠の問題が現れたならば、何らかのサポートと解決策を見つけなければならないのです。家族のメンバーが泊まりこみ、順番に夜間の見張りをさせることも一つの方法ですが、ヘルパーが臨時的に泊まりこむような方法もあるのです。はっきりと言えることは、ケアパートナーも患者も、夜間はゆっくりと休むことが必要なのだということです。

・9・

第4のカギ
――患者の世界に生きる：行動の変化

リンゴのお菓子は
もう作れない
でもピーカンナッツを砕いたり
生地を巻いたり
フルーツの皮をむくことはできる
そんな私ならば　ここにいる
まだ　どこにも行ってしまわずに

決して患者を問い詰めたり、叱責したり、説得しようとしてはいけません。それがいつであれ、また何であれ、患者がいる「その場」や「その時間」のなかに自分自身を投入し、患者とその世界を共有する楽しみを見つけてください。

先ごろ行われた患者のサポートグループでのことですが、私は横にいた親しげな女性のほうを向き、「あなたにお会いできるなんて、本当にうれしいわ」と言いました。するとその女性はしばらくのあいだ困惑した表情を見せ、「以前にお会いしたことがありましたっけ。まったく思い出せないものですから」と私に言いました。

彼女はそれ以前の三回のミーティングに出席していたのですが、私は彼女の手を取り、「新しい友人に出会うのは、いつでもうれしいことですわ」と答えたのです。すると彼女は微笑んで、明らかにリラックスした態度で私の手を握り返してきました。私たちが交わすやり取りの正確さはさほど重要ではないのです。大切にされなければならないのは、相手の自尊心なのです。そしてその一方で、私は彼女の一日を気持ちの良いものにしていたし、私自身も、一時のケアパートナーとして元気づけられていたのです。私は彼女の世界の中へと飛び込んだわけですが、そこにしばらくいることは、私にとってはとても居心地の良いものだったのです。

人が誰だかわからなくなり、なかなか判断を下せないといったことがアルツハイマー病患者に現れたとき、さまざまなテクニックがその手助けとなることがあります。患者の行動に変化が現れたとき、まず最初に彼らの基本的な身体の安楽をチェックします。たとえば、喉は渇いていないか、空腹ではないか、トイレに行きたくはないか、暑すぎないか、寒すぎないか、薬が効きすぎていないか、補聴器やメガネの調整が必要ではないか、起こっていることを誰かに話したいのではないか、などです。

また、私たちにとっては単純な事柄であっても、彼らにはそれを言語で表現することができない場合があることも忘れてはなりません。そのため、彼らの医学的、また身体的な状況についてしっかりとチェックを繰り返すことが協調性を欠いたネガティブな行動の出現を防ぐことにつながるのです。もし患者の機嫌が悪く、気難しく、興奮していて攻撃的な場合には、何らかの疾患や、患者が明確に表現できない身体的な不快が存在していないかどうかを明らかにしなければなりません。たとえば、便秘、関節痛、咽頭痛、耳痛、頭痛、腹痛などです。また、緊急を要する疾患やその他の身体的な病などが患者の苦痛の原因となっていることもあります。患者に現れた行動の変化が、アルツハイマー病の新たな局面であると決めつける前に、かかりつけの医師に可能性のある医学的な問題についてチェックしてもらうことも重要です。

体温を測定する必要がある場合には、正確を期するために食前に測定するように心がけましょう。また、患者が測定を嫌がるときには、医師が全員の流感のチェックをしているようだと説明しながら、もう一つ買っておいた体温計で一緒に自分も熱を測るところを見せるとよいでしょう。

✣よく見られる行動変化への対処✣

ここに記されているリストは、「・3・」で示した疾患に伴う行動変化のリストに概ね沿ったものを示しています。

約束事を忘れる

アルツハイマー病の初期にある患者が約束事を忘れるようなとき、患者が失敗したという感覚にとらわれないよう注意することが大切です。何らかの言い訳をつくり上げたり、邪魔に入った出来事のせいにしたりするのがよいでしょう。たとえば、「医者だって同じですよ、いつも時間に遅れます」などです。

時間を見失う

アルツハイマー病の初期には、サンドイッチをあっという間に平らげたその十分後に、お腹がすいたと言い出すような状況が起こることがあります。しかし、「いま食べたばっかりでしょ」と言ってしまうのではなく、たとえば、「あ、ほら見て。好きなテレビが始まったよ」と患者の気をそらしたり、「でも私、お昼食べ過ぎてまだお腹は減らないわ。夕食にする前に、お茶でも飲むのはどう?」と、患者の行動を修正するような関わり方をするとよいでしょう。

繰り返す

アルツハイマー病患者が繰り返し同じ質問をするとき、彼らは決して質問に答えてもらいたいわけではないということを覚えておきましょう。彼らはむしろ、その問いかけの背後にある何らかの思いを表現したいだけなのです。彼らの顔は何を訴えかけているでしょうか。問いかけの背後にある患者の思いを理解していくことが大切なのです。日々繰り返される質問としてよく見受けられるものに、「いま何時？」「お母さん（お父さん）はどこ？」といった二つがあります。時間に関する問いは、不確実な自分の時間を埋めてくれる何かを探しているのだと考えられます。二つめの問いは、確かな自分を確信することで得られる心地良さや、安心を求めていると考えることもできるでしょう。

事柄や出来事の記憶を保持できない

何かの事柄や出来事を思い出せない状況があったとき、思い出せるように手助けすることは避けるべきです。むしろ単純に話題を変え、患者が心地良く感じていられる話題を進めていくことがよいでしょう。または、患者とあなたに関連する話題を話すこともできるでしょう。たとえば、もし患者が結婚式に参加したことを忘れてしまった場合だと、「いやぁ、式はとっても楽しかったですね。あなたの従兄弟のジョンにも会えたし、チョコレートケーキも食べたし」と、水を向けていくこともできます。そして、「そう、それであなたと私は夜の十一時まで踊り続けたんでしたね」などといったように、思い出す記憶のなかに患者自身の姿を織り交ぜていくのです。出来事の詳細が正確であるかどうかは、それほど問題ではないのです。記憶のいくつかを、ほんの少しずつ飾りつけていくのです。

一人でさまざまなことを行えるぐらい自立した状態にある初期の患者には、ある特定のことに関してだけはしっかりと覚えておけるようなサポートが必要となることがあります。たとえばペギーの場合だと、スーパーのレジを出るときに問題が生じました。レジで金額が伝えられると、ペギーはレジを打っていたリンに、二十五セントとチェリー風味のハッカ菓子を手渡し、「これでどう?」とささやいたのです。リンはペギーの状況について知っていたので、正しい額のお金を支払う手助けをすることができました。こうした状況にある患者は、職員がその患者に必要なことを理解していて、患者が恥ずかしい思いをしなくてすむようなお店へと連れて行かなければならないでしょう。

全米アルツハイマー病協会の多くの支部では、患者が財布に入れて持ち歩ける程度の小さな「覚え書き」カードを配布しています。そのカードには、「記憶の障害があります。どうかご理解ください」と書かれています。似たようなカードならば、介助者が簡単に作ることもできるでしょう。

人がわからない

アルツハイマー病患者があなたを友人、または知り合いと認識できない場合には、単純に何度も繰り返し自己紹介をします。患者の自尊心は保たれ、会話もスムースに進むでしょう。

言葉が見つからない

アルツハイマー病患者が言葉を思い出すのに手間取っているとき、それが文字であれ、単語であれ、わかるときにはそれを教えるとよいでしょう。言葉を探すために無駄な時間を費やせば費やしただけ、患者は考えの全体を失っていきやすくなるのです。目標は、コミュニケーションを可能な限り簡単に、かつスムースにとることなのです。

判断を下すことが困難となる

判断能力を失った人とは、論理的に話をすることが難しいということを、覚えておく必要があるでしょう。そのかわり、たとえば、「エビ？　それともステーキ？」「黒いドレス？　それとも赤？」といった、選択肢を二つに絞るようにするとよいでしょう（こうした選択肢では、二番目の選択肢を選ぶことが多いようです。それは、「・7・」で示した、最後の言葉との関連による判断を行っていると考えられるからです）。

集中力の低下

何かの作業を行うときは、患者が集中できる時間の長さに注意をし、患者がイライラし始める前に作業を終了することが必要です。一般的にケアパートナーには、患者が飽きていたり、苛立っているときや、急に怒り出したり、不満を現す兆候がわかるものです。

非難めいた振る舞い

患者は判断能力を失っているので、起こっている出来事に対する患者自身の見方や考えを認めるか、患者が抱いている懸念に対してはっきりとした説明をすることが大切になります。たとえば、

「あんた、あたしの大切なコートを盗ったね」といった訴えには、「伝えるのを忘れていましたが、夏なので納戸へ片付けておきましたよ」と言うのです。たとえそのコートがすでに二十年も前に売られていたとしても、このように答えるほうがよいでしょう。また、「あのヘルパーが盗んでいるんだわ」という訴えには、「私から話をしておきます。二度と同じことは起こさせません」と答えます（もちろんそのヘルパーには、患者からのそうした虚偽の訴えがあったこと、またハビリテーションに基づいて受け答えをしたという事実を伝え、そのヘルパーがあなたの受け答えを理解してくれるように説明します）。被害妄想的な振る舞いは、たいてい近しい家族のメンバーに向けられます。そうした場合、いかにその訴えが奇妙であっても、疑いをかけられた本人が最後まで患者の世界の側に立って話し合いを持つことが大切です。

事実と想像の区別が困難になる

患者は常にわれわれの世界にいられるわけではありません。そのため、患者が内なる自分自身の世界のどこにいるのかをしっかりと観察し、必要ならばその世界へ身を投じていくことも重要なのです。

タッドと彼の妻ルーシーがテレビで大統領の選挙演説を見ていたときのことです。アルツハイマー病の中期にあるルーシーが、だんだんと落ち着きを失っていきました。タッドは妻が明らかに何かに煩わされていることに気づき、テレビを消しました。と、突然彼女は大きな安堵のため息をつきたのです。

「ああよかった、こんなにたくさんの人の食事をどうやって準備すればよいか、まったくわからなかったわ」と言ったのです。彼女には、大会参加者の全員が、自分の家の居間にいるように感じられたのです。

「私が面倒をみておいたよ」タッドはそう言って微笑み、「さあ、今は私たち二人きりだ。何か食べよう。お腹がすいたよ」と告げたのでした。

ハビリテーションの訓練をしていたタッドは、ルーシーのあり得ない筋書きに対しても、責めたり、この人たちが居間にいるはずがないといった説明や説得をすることはありませんでした。彼はただ、彼女を安心させるのに必要な時間だけ彼女の世界へと身を投じ、そこで話題を変えていくことで、彼女の経験そのものを楽しいものに変えたのです。

考えを行動へ移す能力の障害

まず、こうした障害の表れを理解することがとても難しいことがあります。なぜならば、明確な形で表れてくるものが、患者の苛立ちだけであることが多いからです。もし患者が何かに苛立ちながら行動していると気がついたならば、その患者は目の前の作業をうまく行うことができないか、やりたいことをうまく表現できないでいる可能性があります。そうした場合は、気をそらせるように他の作業や食事、あるいは別の場面へと患者の気持ちを向けさせることが必要となるでしょう。

判断の変化

アルツハイマー病の末期にある患者では、判断を下したり、下した判断を覚えておく能力に障害を生じることがあります。こうした段階にある患者は、熱いストーブに触って火傷をしてしまうことがあるのですが、十分もするとまた同じストーブに手を伸ばしてしまうのです。また、そうした患者は気候を理解することが困難になっていることがあります。たとえば真冬にブーツや帽子、手袋やコートもなしに外へと出かけていってしまうのです。

下している判断が正しいか、またそれを思い出すことができるかどうかを常に観察していくことが重要です。問題が引き起こされる前に、患者を取り巻く環境をシンプルに、安全に、かつ患者の興味を引くように整えておくことで問題を回避していくよう心がけましょう。

作業の段取りをつける能力の消失

もし自分で歯を磨くことが難しくなってきたら、患者が洗面所に行く前に、歯ブラシに歯磨き粉をつけ、それを洗面台の上に置き、水を流したままにして準備をしておきます。もし患者がケーキを焼くのなら、材料をあらかじめ計量し、それらをテーブルの上に準備しておきます。そして、あなたがしておいた準備に関しては、患者の注意が向かないようにするのです。

文字を読んだり書いたりすることが困難となる

文字を書くことが明らかに難しくなる前に、そうした作業はできるだけ代行していくことがよいでしょう。そして、患者が抱える苛立ち感を十分に観察し、必要ならば患者の気をそらすことも大切となります。

書かれている文章の意味がまったく理解できないときは、そのことを口にしたり、読んでいることについて質問をしてはいけません。また、本や雑誌をすべて取り上げる必要もありません。読書のような習慣があった方なら、周りに本や雑誌を置いておくとよいでしょう。

思い出のなかをさまようようになる

アルツハイマー病患者が、誰かを以前に会った人と間違えたり、また、自分がまったく違う場所にいると勘違いをしているときなどは、患者が思うままにあなたを連れ歩くことを許してあげてください。それは患者の余暇と特権だと思ってください。

もちろん、すべての思い出が楽しいものとはかぎりません。たとえば、患者が鏡の中に自分の両親の姿を見て泣き出すならば、そのことをまず受け入れ（「今お母さんに会うのは、悲しいことだわね、わかるわ」）、患者の気をそらし（「ほら、ここにクッキーがあるわ」）、悲しみを引き起こす原因を取り除きます（鏡を移動する）。そのことがうれしいことであれ、悲しいことであれ、患者が思い出のなかをさまよっているということは、過去の出来事に関して何か話をすることを必要としているのかもしれません。ですが、それが必要となるのは、迷っているその瞬間ではないのだと思います。

計算能力の障害

患者が簡単な計算に苦労していることに気がついたなら、数字を扱う必要のある事務的な作業を代行していく準備を進めることが必要でしょう。これには、預金の残高の確認、請求書の支払い、両替、レジでの支払い、チップの支払い、調理の計量、温度の計測、オーブンの時間設定など、われわれが日常的に行うその他の多くの作業が含まれるのです。ですから、患者の手助けをするか、できる限り自分で行っているという感覚を損なわないよう、目立たぬように代行していくことが必要となるでしょう。

反応時間の変化

ある状況のなかで何かに反応する時間が長くかかるようになってきたら、子守りや車の運転など、瞬時の反射的な反応が必要とされる状況に患者を置いてはいけません。たとえば、患者がかつて優秀な野球選手だったとしても、今では外で野球を楽しむには反応がゆっくりすぎてしまうのです。そうした場合には、ボールをつかむゲームなどで、大きなゴムのボールなどを投げるとよいでしょう。間違っても、運動することを止めてはいけません。患者の反応時間は確かにゆっくりにはなりますが、だからといってアルツハイマー病を患う患者が、そうした活動から除外されなければならない理由にはならないのです。もちろん、安全が保てない場合には、差し止めることが必要にはなりますが。

ものを認識することが困難となる

このことは、特に食器（たとえば、フォーク、スプーン、ナイフなど）、鍵やその他の小物に関してよく現れます。患者が認識できないものは、たとえばそれが眼鏡や補聴器、入れ歯などでも、すべて片付けてしまうとよいでしょう。決して、それが何のためのものかを説明しようとしてはいけません。それはかえって患者に失敗の感覚を呼び起こし、また混乱と苛立ちとを与える結果になるからです。

社会的礼節の欠如

社会的な礼節は、セルフコントロールが利かなくなるとともに消失していくことが多いようです。「おおきなおっぱいだねぇ」と、ある患者が私に言ったことがあります。抑制とコントロールが欠如してしまうため、真実として見えたものすべてを口に出して言ってしまうのです。ちょうど、幼い子どもたちがそうするのと同じように。そのような場合、患者の社会的礼節の欠如が問題となりうる場面や状況であるかどうかを常に判断していかなければなりません。たとえば、親しい友人宅での夕食と、仕事先の上司と同席するパーティーとでは、その社会的な状況は明らかに異なります。そして、患者の行動は疾患が原因となっているためで、下品に振る舞いたいわけでもないということだけはしっかりと覚えておかなければなりません。こうした患者の社会的礼節の欠如を食い止める薬はありません。しかし、この段階はやがて疾患の進行に伴って過ぎていきます。もし、新しい髪形が本当にあなたに似合っているかどうかを知りたければ、患者に聞いてみるとよいかもしれませんね。

頻繁な感情の変化

患者は時に、めまぐるしい感情の変化を経験することがあります。笑っていたと思ったら次の瞬間には泣き、また最後には笑っていたりするのです。このようなとき、導かれるままに患者の後に従い、患者の感情の変化に歩調を合わせます。患者にとってはすべて現実なのです。こうした感情の表出は、たいていそれほど長くは続かないということも覚えておくとよいでしょう。

年中行事での問題

アルツハイマー病患者は、自分が思っているような以前の自分と同じように振る舞うことができません。そのことによって、年中行事などのお祝いに参加することが難しくなることがあります。パーティーの準備から挨拶、乾杯など多くのことが続くなかで、自分がそこの活動に参加している感覚が得られなくなるのです。そのようなときには、患者ができるどんなことでも手助けしてくれるように頼んでみます。感謝祭のリンゴのパイを焼くことはできないかもしれませんが、パン生地を伸ばすことならできるかもしれません。

行事のときには、特別のケアプランを立てておくことが必要でしょう。混乱と余計な刺激を少なくするため、アルツハイマー病を患っている患者には、一時に複数の人が関わらないような計画を立てます。また事前に何人かの人に頼み、決まった時間に患者と一緒にいてもらうようにします。患者にそうした計画が立てられていることを知られずに、誰かが常に患者と一緒にいるようにすることが必要です。計画は一つだけではなく、別の計画を立てておくことも必要です。たとえば、もし患者が突然感情的に振る舞い始めたら、行事が行われている場所を辞することが必要になるかもしれません。そのような場合、誰が患者を家に連れて帰るのでしょうか。もし家族全員で帰るのが最良なのだとすれば、全員すぐに帰る準備ができているでしょうか。

もちろん、あらゆる可能性が予測されるわけではなく、ここですべてを示していくこともできません。患者の新しい行動の変化に直面するときには、次に示すような解決法を心に留めておくとよいでしょう。

◆判断能力をなくしている相手に、論理的に話をしない。
◆ある問題に固執してしまう代わりに、別の作業や状況、考えで気持ちをそらす。
◆患者自身の理屈や考えのパターンに従い、患者にとっての現実の感覚に寄り添っていく。そして、ゆっくりとあなたの世界へと導き戻していく。

◆状況を管理するために小さな嘘をつくことをためらってはいけない。

◆問題を生み出す品々は片付ける。

今まではハビリテーションの技術がそれほど広く使われてこなかったため、一般的な行動の変化が現れると、それは善意のケアパートナーである家族と専門家の両者にとって、まさに挑戦であったのです。ハビリテーションの技術を用いることは、こうした挑戦に立ち向かっていくうえで、誰もがより高い満足感を持てる手助けとなっていくことでしょう。

✣攻撃的な振る舞い✣

あなたを叩きたかったわけじゃないの
あなたの無神経さから
自分自身を守っていたの
私の自己防衛

ジェニーはいつものお気に入りの場所で、大きな出窓と、彼女が何年か前に丹念にあつらえた鳥のえさかごとに向き合って座っていました。そして、小鳥たちがやってきては、えさをついて飛び去っていく様子を眺めながら微笑んでいました。ホームヘルパーのキャロラインはジェニーがいる部屋に入っていきましたが、ジェニーの限られた集中力を妨げたくはなかったので、椅子の後ろを静かに通り、お昼のチキンヌードルスープが入った器を、テーブルの上に身を乗り出すようにしておいたのでした。するとジェニーは、その器を持って立ち上がり、ゆっくりとキャロラインのほうに振り向くと、熱いスープを彼女の顔に向かって投げかけたのです。

「私の家から出て行きなさい！」「すぐに出て行って！　今すぐ。さもないと警察を呼ぶわよ！」。ジェニーは近くに落ちていた雑誌を拾い上げると、それも投げつけ、「出て行って、出て行って、警察に電話するわよ！」と叫びながら、ヘルパーの後を追いかけたのです。

こうした行動は「破局的反応」と呼ばれ、多くの場合、環境やケアパートナーによってつくり出された状況に対する過剰反応なのです。先に示したケースの場合、突然姿を現したヘルパーとスープがジェニーを驚かせたため、彼女に防衛反応を起こさせてしまいました。その状況が彼女をうろたえさせ、おびえさせてしまったのです。

キャロラインは家の外に出ました。しばらく車の中で座り、顔についたスープをきれいにし、セーターを脱ぎ、そして今度は裏口から家に戻っていきました。彼女が静かにドアをノックすると、中からジェニーの返事が聞こえました。キャロラインは一つ大きく深呼吸をすると、笑顔を作り、「こんにちは。お手伝いにうかがいましたキャロラインです。どこから始めればよろしいですか」と切り出したのです。

「どうぞ、お入りになって」とジェニーは言いました。「そうね、まず一緒にお茶でもいかが」。

ジェニーのケースのような攻撃的な行動は、多くのケアパートナーにとって大きな悩みの種となります。そして、家族のサポートグループでのディスカッションでは、頻繁に取り上げられる話題になるのです。こうした行動は動揺を誘い、また恐ろしさすら感じさせます。特に、今までこのような状況に直面したことのない高齢のケアパートナーにとってはなおさらです。しかし、幸いなことにこのような行動はケアパートナーの行為や周囲の環境からもたらされることが多いため、それを避けることは可能なのです。もしキャロラインがジェニーの正面から近づき、何をしているのかと問いかけていたならば、ジェニーはおびえることもなく、単に理解できなかった出来事から自分を守ろうと感じる必要もなかったでしょう。ヘルパーはジェニーに近づきながら、スープを運んできたことを告げるべきでした。そして、「今日はチキンのスープですよ」と言うのです。そうすれば、ジェニーはキャロラインの存在に気がつき、スープが届いたことを理解できたはずなのです。そうした準備がなされていれば、彼女が破壊的な行動をとることもなかったでしょう。

攻撃的な、または挑みかかるような行動は、アルツハイマー病に由来する多くの問題から生じる可能性があります。たとえば、妄想、幻覚、繰り返し行動、継続的不安、性欲の変化、または疾病そのものが、患者の態度や過剰反応の原因となることがあるのです。しかし、ハビリテーションのアプローチを用いることで、進行性の認知症患者と関わるケアパートナーや関係する他の人たちでも、こうした行動に対処するいくつかの上手なプランを組み立てていくことが可能になるのです。ケアパートナー一人ひとりのアプローチの方法は、さまざまな要因によって違ってきます。もちろんそこには、現在や過去における患者との関係、個人的なコーピングの技術、そして利用可能なサポートシステムの有無などが含まれています。

攻撃的な行動に対処しなければならないときはいつでも、しっかりと相手の目を見て静かにゆっくりと話しかけ、短くわかりやすい言葉を用いることを忘れてはいけません。感情的に緊迫した患者には、言葉を処理するために普段以上の時間が必要となるのです。

アルツハイマー病を発症する以前に、ケアパートナーと患者との間に存在した未解決の事柄が、こうした行動への対処に影響を与えることがあります。そうした状況があると、ケアパートナーは患者がわざと執拗で無分別な行動をとっていると思ってしまいがちです。しかし、ほとんどの場合そのようなことはありません。もし対処しなければならない状況が、以前の患者との関係性にあると考えられる場合には、医師や心理療法士に相談し、進行性の認知症が問題を複雑にしてしまう以前の患者との関係について、できるだけ現実的な状況を提示していくことが必要となるでしょう。

人前での患者の「態度」が、あなたや家族にとってどれだけ失望させられるものであったとしても、患者自身にとっては、それほどのストレスにはなっていないことが多いのです。人前で患者の攻撃的な行動に対処しなければならないときは、まず彼らの行動のほとんどが疾患のために起こっているのだということを、理解しておかなければなりません。「その人ではなく、その病気が為しているのです」という言葉は、サポートグループ参加者がよく使う助言です。ケアパートナーたちは、彼らの愛する人が隣近所やスーパーなどで、何か当惑させられるようなことをしてしまったとき、この言葉を何度も口に出して自分に言い聞かせているのです。

❖ 対処困難な行動を減らす方法 ❖

攻撃的でその対処に悩む行動の原因を把握するために最も有用なハビリテーションのツールは、アルツハイマー病行動記録でしょう。これは、彼らのそうした行動が重篤な状況となる前に、その人に内在している問題を切り離していくことに役立つのです。もし、さまざまな行動の経過を追うことがとてつもなく大変そうだと感じるならば（たとえば、あなたは今やらなければならないことが山のようにあり、そんなことに十分な時間が取れないと感じているかもしれません）、次のことを思い浮かべてください。つまり、時間をかけることで常軌を逸した行動の原因がわかり、満足できる一日を過ごすのか、あるいはイライラした一日で終わらせるのかといった違いが生み出されることを。またケアに関わる以上、いくつかの対処困難な行動から目を背けることは不可能だという認識をしっかりと持つことも疾患に対する忍耐を高めていくうえで役に立ちます。怒りや、苛立ち、涙や自責に費やす時間こそ、無駄な時間なのです。

行動の記録をつけていくためには、いくつかの異なる情報を集めていかなければなりません。たとえば、行動が起きた正確な場所や時間、また匂いや風景、音などの環境に関する具体的な説明などです。そして、それぞれの特徴的な行動に対し、これらの要因との関係を記録としてつけていきます。そうすると、たいてい十分程度の状況を記すうちに、行動を引き起こす特徴的なパターンがそのなかから浮かび上がってくるのです。行動記録には、ほかの患者が示す同じような行動に関して記録していくことも有用でしょう。最初は三、四例の記録だけでも、徐々にパターンを把握することができるようになります。患者の行動は、一日のある決まった時間や雨模様の天気、特定の親類が訪ねてきたとき、または決まったテレビ番組などによって誘発されることがあります。しかし、どうすればよいのかわかっていれば、そうした難しい場面でも患者の気持ちを他に向けておく計画を立てることができるのです。たとえば、雨の日にはカーテンを閉めてテレビを見るとか、親戚に事情を説明し、しばらく接触しないよう協力してもらうとか、テレビを消すといった計画が立てられるでしょう。

チャドが示した対処困難な行動は、ドアを自分のこぶしで激しく叩くことでした。彼の行動記録は次頁の表のようです。

三つの状況を記録しただけでも、チャドがドアを叩いていたときは風が吹いていたことがわかります。明らかに、風の音が彼の情動を呼び起こしているのです。しかし、情動が何であるかはここでは問題ではありません。大切なのは、こうした情報によりケアパートナーは、患者がさらなる問題を引き起こす前にその行動を防ぐことができるということなのです。たとえば、風の音を隠すために、柔らかな音楽をつけるのもよいでしょう。また、チャドには風の吹きすさぶ音があまり届かないような

チャドの行動記録

日　時	場　所	環境状況の説明
10月５日（木） 10：15 am	勝手口の扉	外も内も寒い。暖炉に火が入っている。家中の電気がついている。ブラインドは開いている。風が吹いている。コーヒーを煎れている。
10月14日（土） 2：04 pm	地下室の扉	隣人がお茶に来ている。雪が降り始めている。風が吹いている。ロウソクの灯りがついている。ブラインドは閉まっている。家の中は暖かい。
10月25日（水） 6：00 pm	玄関のドア	食卓に夕食の支度がされてある。外は風と雪の吹雪だが，家の中は暖かく明るい。遠くで教会の鐘が鳴っている。

場所で過ごしてもらうこともできるでしょう。

次の記録は、ローリーが突発的に示す、ひどく取り乱した状態での徘徊についてのものです。

この記録にこれ以上の状況を記す必要はないでしょう。ローリーの取り乱した状況での徘徊は、どの日も夕刻に起きていることがわかります。その時に、どこで何が起きているのかを見ていくと、ローリーを除く家族みんながその時間に活動していることに気がつきます。ローリーは夕暮れ症候群を示していて、それゆえに一日が終わりに近づくにつれて対処困難な行動が出現していたのです。かつて主婦として忙しく働いていた彼女は、自らの無用さに明らかに混乱を起こしていました。彼女のなかでは、「何をするべきなんだろうか」「子どもたちはもう帰ってきただろうか」「私は夕食の支度を終えたのだろうか」「たくさんしなければならないことがあるのに、それが何かわからない」といった、さまざまな思いが渦巻いていたのかもしれ

ローリーの徘徊

日　時	場　所	環境状況の説明
4月13日（日） 3：03 pm	階下全体	ローリーのお気に入りのテレビ番組が放送されている。カーテンは開いている。夕食はオーブンに入っている。子どもたちと友人が映画から帰ってくるのを待っている。私はテーブルの準備をしている。
4月22日（火） 4：11 pm	階下の廊下	音楽がかかっている。どんよりとした日。私はじゃが芋の皮をむいている。キッチンの電気はついている。ひだつきのカーテンが引き下ろされている。子どもたちは野球に出かけている。
5月1日（金） 3：45 pm	居間から玄関と勝手口へ	夕方に出かけるため，早めに夕食の準備をしている。子どもたちが手伝っている。春らしいさわやかな日。近隣の多くが庭の掃除やガーデニングを行っている。窓とひだつきのカーテンは開いている。

ません。彼女が何を考えていたにせよ、こうした状況に対する防御手段としては、一日のこの時間帯に、彼女が喜んで家族のためにすることができる仕事か、少なくとも彼女の気をそらすことのできる何かを提供することです。

午後の時間は、誰かがローリーを散歩に連れ出すのには適した時間帯ですし、彼女との個人的な関係を深めていくためにも良い時間です。特に、ローリーが徘徊に費やすエネルギーを、何か他の活動に向けることができるならばなお良いでしょう。子どもたちが家に帰っているならば、「手伝い役」としてのおばあちゃんと一緒に宿題や外での雑用をするように頼むこともできるでしょう。また、キッチンで食事の準備を手伝ってもらったり、テーブルの支度を頼んだりすることでも徘徊に費やされる時間をうまく利用することができるでしょう。

アルツハイマー病は行動の疾患だという専門家がいます。しかし、私はむしろ感情の疾患だと考えています。患者を理解し、共に過ごし、またある程度の感情のコントロールをすることで、彼らの行動は受け入れられるレベルのものになっていくのです。こうした関わりは、患者を薬漬けにしたり、彼らの激しい行動から逃げ出すような関わりをするよりはよっぽど良いと思います。もちろん、ハビリテーションを用いるケアパートナーも、アルツハイマー病の患者から離れていたいと思うことはあるでしょう。一人静かな部屋に行き、枕を投げつけたり、抑えきれずにののしったり、泣きたくなることもあるでしょう。でもそれは、かつては私たちの友人であり、母親であり、兄弟であり、また夫であった人たちが、自分の知らない誰か別の人になってしまったときに起こる人間としての正常な反応なのです。

行動記録は非常に使い勝手のよいものだと思います。ほんのわずかな時間で、情緒的な変化が起こる少し前に何が起こっていたのかを記録していくことができるのです。いくつかの状況を記録した後、たいていの場合は、何が引き金になっていたのかを見極めることが可能となり、その原因を取り除く手助けとなります。またそれによって患者自身も、この世界の中での自分の力をより強く感じることができますし、苛立ちや興奮、攻撃的な感情のレベルをやたらと高めてしまうこともなくなるのです。

✣対処困難な行動を引き起こす原因✣

次に、対処困難な行動を引き起こす一般的な原因について考え、そうした状況に対してケアパートナーはどのようなアプローチができるのかを考えてみましょう。

妄想と幻覚

ある夜アイリーンは、ガチャンという大きな音と夫の叫び声を聞きました。急いで夫の部屋へ行ってみると、彼は杖を振り回しながら、めちゃめちゃに壊れてしまった窓の白い日除けを叩き続けているところでした。床には粉々になったランプが転がっていました。

「出て行け、この汚らしい飲んだくれ。ここから出ていけ！」。キースは杖を振り回しながら、そう叫んでいました。

「もう行ってしまったわ」。アイリーンは彼に近づきながらやさしく話しかけました。「庭を走って出て行くのを見たわ」。彼女はそう言ってキースが落ち着くのを待ちました。そして彼が杖を下ろすのを見計らって「ここにきてベッドに座りましょう。息が上がっているわ」と話しかけました。

キースは依然ハアハアと息を荒げていましたが、彼女の横に腰を下ろすと、少し安心した様子になりました。五分後、彼が枕に頭を乗せると、アイリーンは彼の足をベッドに乗せ、キルトの掛け布をかけてあげました。

キースがとらわれていた世界に速やかに、落ち着いて身を投じて対処することで、アイリーンは彼の憤慨する感情を納得できる落ち着いた状態へと導いたのです。彼女はすぐに、キースの妄想と幻覚を引き起こした原因が窓の日除けを通して見える隣家の旗の揺れであることに気がつきました。翌日アイリーンは早速、幻覚を引き起こさないために日除けを暗い色のものに取り替え、日没時にはしっかりと閉めることができる厚手のカーテンを取りつけたのでした。

アイリーンは、キースにその出来事について思い出させないようにしておくことも心得ていました。そのことが、能力の低下に関して彼につらい思いをさせるだけだということがわかっていたからです。多くのアルツハイマー病患者が、その疾患の過程で妄想や幻覚を体験します。「私のことを噂しているのが聞こえたわ」と言う患者もいるでしょう。また、「あなたが私のお金を全部盗んだのね」「鍵をどこに隠したの」といった、自分がしたことや理解のできないことについて、他者を責めるような発言をすることもあるでしょう。こうした状況を鎮める一つの方法として、彼らの発言の背後にある恐怖や不安、寂しさといった感情に注意を向け、そうした気持ちが少しでも楽になるような環境に整えていくことが大切なのです。

継続的な不安

不安を抱えているように見える患者でも、その対処に悩むような行動が引き起こされる可能性があります。こうした人は、たとえば、仕事の準備をする、配偶者のためにお弁当を作る、子どもたちのスクールバスが着く前に家に帰っているなど、かつて仕事にしていたことについて繰り返し考えをめぐらしているようです。そして患者のこうした思いや考えが、彼らがすでに抱いている病気による不安に上乗せされていくのです。ですから、もし時間を持て余すようなことがあると、突然「家に帰らなくっちゃ」などと言い、その考えに縛られて行動し始めるのです。

繰り返されるこうした言葉についても同様に、その隠された本当の意味を考えることが必要になります。たとえばそれは、「誰かに必要とされている感覚が欲しい」という意味なのかもしれません。ここでも、自分でできる何らかの作業が与えられることで、患者は以前と同じように機能することができ、必要とされているといった感覚を持つことができるのです。日曜日の夕食のテーブルを正しくセッティングすることはできなくても、食器やお皿をテーブルに並べることはできるかもしれません。お皿が間違った場所に置かれてしまったとしても、それが何か問題でしょうか。患者が見ていない間に置き直し、手伝ってくれたことを褒めればよいのです。アルツハイマー病を患っている患者が、家族の一員として機能しているという実感を持てているならば、その対処に悩まされるような行動の出現は、明らかに少なくなるのです。

しかし、継続的な不安感がそう簡単に拭えないときなどは、より深い問題がそこに関与している可能性も考えられます。そのような場合には医師に相談し、適切なテストを受けることが必要となるでしょう。場合によっては、薬などの処方によって患者の苦痛を和らげることも可能となります。

性的な行動

その他の困難な行動としては、性的な問題を含むものがあります。アルツハイマー病を患っている患者にも、われわれと同じような性的欲求や欲動があります。ところが彼らは、そうした性的な衝動を表現し、行動として起こすことに障害を持っていることがあるのです。つまり、そうした行動を、どこで、誰とすることが適切なのか、といった判断が難しくなるのです。事実、患者は以前にも増して性的な感覚を高め、過剰な性行動をとるようになることもあります。脳機能の変化によってコントロールと抑制が失われてしまい、結果として以前の患者では考えられないような性的行動を起こすようになるのです。

外見的な変化があまり見られない初期の段階では、親密さや性に関する感覚を伝える能力が失われていくことによる苛立ちを感じることも多いようです。以前は親密な関係であったケアパートナーが、今では性的な話題すら避けるようになったとき、彼らは混乱し、腹立たしさを感じることもあるでしょう。カップルの性に関する表現や会話が、疾患によって妨げられてしまった場合には、第三者の手助けが必要となることもあります。パートナー同士がお互いを最も必要とするこうした時期においても、親密さや愛情を継続していけるのだということをしっかりと確認することが必要となるのです。医師は、患者の血圧やコレステロールのレベルを定期的に確認し、彼らの身体的な管理や行動に関しても注意を向けるべきです。そして、もし医師がアルツハイマー病患者の性的な問題に触れようとしないならば、恥ずかしがらずに積極的に話題に出してください。ナース・プラクティショナー（訳注：特定の医療行為が行える資格を持つ上級看護師）などの医療専門家もアドバイスをしてくれることでしょう。

初期の段階にある患者は、性的描写のきわどい話やコメントを聞いた後など、他の人たちの笑いやユーモアのなかにうまく溶け込めないことがあります。患者は理解しているふりをするかもしれませんが、そんな見かけとは裏腹に実は当惑していて、それが原因で社会的な関わりから引きこもるようなことさえあるのです。このような状況のときケアパートナーは、たとえば、わかりづらいジョークだったことを告げて患者を安心させ、注意深く患者を守ることが必要となるのです。

疾患の後期になると、（それが男性でも女性でも）患者は自らのパートナーを認識できなくなったり、誰か他の人に対して性的興味を持つことがあります。このような状況でケアパートナーは、状況に対処しつつ患者と自分自身の両方の威厳を守るために、とにかく敏感にかつ忍耐強くならなければなりません（多くのケアパートナーが、疑うことを知らない相手をベッドに誘うために、カツラを被ったり、半ば乱暴に誘惑するようなことをしたといった艶やかな話を、笑いと共に語ってくれました。ハビリテーションには、時にユーモアのセンスがとても大切になるのです）。

もし患者が、以前にも増して頻繁に性的な欲求を表すようになった場合、性の営みは性交渉だけに限定されるものではないということも思い出してください。愛情を表現する行為には、肌の触れ合いや愛情に満ちた言葉のやりとりなど、そのほかにも多くの方法があるのです。たとえば、背中へのマッサージといった単純な行為でも、正常な性の表現が閉ざされてしまった生活で蓄積される性的な衝動を昇華させることがあります。また、手のマッサージや温かな抱擁が、何にもまして効果を発揮するときもあります。ですが、もしアルツハイマー病を患っている患者の興味が明らかに性交渉にあるような場合、以前であればそうしたかもしれないといったジェスチャーを持って対処するとよいでしょう。またもし、初期段階にある患者の性的要求の頻度が増え、ふさわしくない性的誘いかけを高圧的な態度でしてくるような場合には、不快であると感じたその時に、正直にそうした問題について話をすることも必要でしょう。また疾患の段階が進み、過剰な性行動が問題となった場合には、医師に相談し、性的な衝動を和らげる薬などを処方してもらうこともよいでしょう。

もしあなたが患者のパートナーや配偶者ではなく、患者からの望まない誘いを回避しようとするなら、きっぱりとかつ穏やかに、そうした振る舞いがあなたにとって適切ではないことを説明しましょう。そしてもし可能であるならば、何か他の活動に誘うことで患者の思いを逸らしていくとよいでしょう。

いくつかのケースを見ると、性欲の亢進から出現した行動と思われるものが、実はまったく異なったことが原因であることがあります。たとえば、明らかにマスターベーションをしているように見える男性が、実は排尿したいことがうまく伝えられずそうした行為として現していたりします。また、服を次々に脱ぎ出す認知症の女性も、ただ暑すぎたりトイレに行きたいだけなのかもしれません。

健康なパートナーが、患者に対して性的な魅力を感じなくなることはよくあることです。こうした感覚がパートナーに罪悪感や失望、怒り、恥、または寂しさを感じさせる原因となるようならば、同じようなことを経験している人たちと話をしてみるのもよいでしょう。また、サポートグループや個別的なカウンセリング、信頼できる友人などと話をしてみることも一つの方法です。

抑うつ感

対処が難しい行動の原因となるその他のものには、医学的な介入が必要なものもあります。患者が抑うつ的になり、自分の気持ちを表現できない状態にあることが疑われるような兆候には、十分注意を向けておくことが必要です。抑うつ状態のサインとしては、日中、常にうとうとしていること、夜間の不眠、そして食欲の低下などが含まれます。抑うつ状態にある患者はカウンセリングなどを通じ、彼らの恐怖や不安を表出していくことが必要です。また、受診し、不安や抑うつ感の軽減のために短期間の内服を検討することも必要でしょう。

私たちには、アルツハイマー病を患っている患者が感じていることを同じように感じ取ることはできません。しかし、言葉や名前を思い出そうとしてイライラしたり（「喉まで出かかっているのに」）、車の鍵などをどこかへ置き忘れたときなどに起こるイライラ感を思い出すことはできます。そうしたときの気持ちを百倍すると、アルツハイマー病患者が何かをしようとしているときの情緒的な状態を、垣間見ることができるかもしれません。そしてゆっくり三つ数え、あなたならばこう接してほしいと思う接し方で、患者の行動に対応していくのです。

・10・

第5のカギ――人生を豊かにする

探してはいますが
見失っているわけじゃないのです
忘れてはいますが
自分を失くしてしまったわけではないのです

成功につながる機会を多くつくり出し、失敗につながる可能性をできるだけ少なくし、そして誠実に頻繁に褒めることが大切です。どこでも可能な限り、楽しみを見いだせるように努めましょう。

ある日、私がボストンに向かって車を走らせていると、ミーティングが中止になったという電話が入りました。私はうれしくなり、マサチューセッツ高速道路を次の出口で降り、大変な状況のさなかにあって苦しんでいる家族を見舞ってから、孫のソフトボールの試合を見に行って彼を驚かせることができるかどうかを予測し始めました。それから、九歳になる元気な孫がベース上を走り回るのを見ながら、延び延びになっている六件の電話をかけ直すことができるかどうかを思案しました。そして、リストアップした項目はすべて行うことができそうなので、うれしくなりました。しかし、もっと大事なことは、私は計画を立てることができ、その場で即興的に考え、近道を見つけ出し、したいことの順序を選ぶことができたということなのです。

中止となったミーティングへの私の反応は、アルツハイマー病の初期段階にある患者とどのように異なっているでしょうか。スケジュールの中断は、患者を非常に困惑させるものになったでしょう。次々と考え、行動する新しいスケジュールをデザインする力を失いつつある患者には、自由になった時間をどのように過ごすのかを決めていくことは難しいことでしょう。疾患の初期段階においては、雑用や作業、スポーツ、趣味、気晴らしなどを行うことが、以前よりも難しくなっていきます。そして、かつて一緒にそうした時間を楽しんでいた友人や家族などが、徐々に離れていくのです。

患者が抱く孤独感は、時に友人たちが離れていくことによって複雑化していくことがあります。私の夫が亡くなって何年かあと、友人の何人かが夫に対してどのように振る舞い、何を話せばよいのかがわからなかったのだと語ってくれました。夫を傷つけてしまうような行為や言動をしてしまうのではないかという恐怖が、友人たちの足を遠ざけてしまっていたのです。彼らは、夫の疾患に対する自分たちの行動が自己中心的であることを自覚してはいたのですが、彼ら自身の不安な気持ちを乗り越えることができなかったのです。しかし患者には、訪ねてきてくれる親しい友人が必要ですし、ケアパートナーにとっても、他人との会話によって得られる変化がとても必要となるのです。

こうした孤立の結果として、患者はその多くの時間を明らかにだらだらと無益に過ごすことになります。ケアパートナーはしばしば、アルツハイマー病の患者は「ただ一日中ごろごろとしているだけ」と言いますが、事実彼らは何もしていないように見えるのです。しかし彼らは、彼ら自身の状況をじっくり考えようとしているのです。なぜならば、彼らの状況が生産的でないために、自分には何の価値もなく役に立たない、生きるに値しない負け犬のような気持ちを抱いてしまうからなのです。

繰り返し示してきたように、アルツハイマー病を患っている人は、彼らが生活をしている社会の一部分を担っているといった感覚を持つことが大切です。患者には、日々の暮らしにおける豊かさが必要なだけでなく、誰か他の人の生活を豊かにするために働いているといった感覚も必要なのです。予後の良くない疾患を患っているにもかかわらず、患者は生産的であり、人間社会に貢献する人でありたいと願うのです。

こうした患者の必要を満たす手助けをするために、ケアパートナーは創造性と処理能力、そして強い忍耐力とを持って活動を企画立案し、着手していかなければなりません。何よりもケアパートナーは、単純な作業であったとしても、彼らには、認知、記憶、原因と結果に対する認識、そして十分な注意力の持続が必要になることを認識しなくてはなりません。そのうえで、彼らの失われた技術を補っていく方法を考えていかなければならないのです。運動や言語的コミュニケーションや問題解決、そして忍耐が求められるような活動は、彼らにとってより複雑な活動となるでしょう。

サポートグループに参加しているケアパートナーのウェンディーが、社会活動を通してアルツハイマー病の母親との関係をどのように変えていったのか、その例をお示ししましょう。最初彼女は、母親と一緒にトランプでブリッジをするために、かなり年配の友人を何人か招いたときに直面した災難についての不平不満を漏らしました。「もう大失敗！　母の友人のケイトときたら、母の代わりにずっとブリッジをプレーし続けたの。私は、全員が早く帰ってくれないかと待ちきれなかったし、もう二度とあの連中は家には呼ばないわ！」と。しかし、ウェンディーの母親は別に機嫌を悪くしてはいませんでした。そしてウェンディーはおずおずとこう言ったのです。「あのときの私は神経がいかれてたんだわ。テレビはつけっぱなしになっていたし――みんなジェリー・スプリンガー（訳注：米国の人気テレビ番組の司会者）の番組が好きだったの――そして誰かが外で芝刈りをしていたし、間違いなく近所の子どもたちの五、六人がうちの庭を走り回っていたしね。母が何かしでかすんじゃないかって、とても不安だったのよ」。

アルツハイマー病患者の社交的な活動への参加を手助けすることの大切さを認めたうえで、サポートグループではウェンディーに、もう一度チャレンジしてみるよう勧めました。ウェンディーは再挑戦してみました。そして今回は、なじみの場所（自宅）で起こる出来事を調整し、集まる人たちは母親がとてもよく知っている少人数のグループとし、小さな子どもやテレビ、ラジオといった背景の刺激を取り除くように努めたのです。そして、彼女の母親がブリッジをプレーすることができなくなってからは、ウェンディーはもっと簡単な集まり――午後のお茶会――を企画しました。そのことで母親の豊かな時間を満たし、仲間との交流も続けていけるようにしたのです。そして、言葉に問題を抱えるウェンディーの母親と会話することに気が引けている友人をサポートするため、まずウェンディーが話題を、たとえば女性が一緒に楽しめる休暇のことを挙げ、会話の口火を切っていったのです。

ウェンディーは母親の友人を何度も家に招待しました。彼女は、母親が隣の部屋で女友達と、古き佳き日々に海で過ごした素敵な休暇の体験を思い出しながら、くすくすと笑っている声を聞いたのでした。「私たちったら、ワルだったわよねぇ」。彼女は母親が確かにそう言うのを聞きました。その後、何人かの友人たちが、ブリッジをしに来たときよりも言葉の問題をそれほど感じないし、より「以前の彼女」らしく見えるとウェンディーに語ったそうです。遠い昔に過ごした休暇の思い出は、彼女の母親にとって、ここ最近のカードゲームよりも鮮やかで生き生きとしたものだったのです。

ウェンディーは、患者を他の人たちと同じように振る舞わせようとすることが、患者を傷つける以外の何ものにもならないということを学んだのです。ケアパートナーは誠実でなければなりませんし、かつての幸せだった時間がもう一度訪れることは、何よりも実りある交流となるのだということを来客者に知らせるのが大切なのです。友人や親類にとっては、普段は見せられない底力を発揮するチャンスを得られることが訪問を楽しく感じさせるだけではなく、患者自身にも、自分に価値があり喜ばれているという感覚を与えるのです。

人生を豊かにしていくということには、その人を何らかの作業や雑用のなかに取り込んでいくということも意味しています。アルツハイマー病患者は注意力が低下しているために、作業に対してそれほど長い時間興味を示さないかもしれません。それでも彼らは、折ったり、掃いたり、磨いたり、分けたり、バターをかき混ぜたり、種まきをしたりといった繰り返しの作業に対して満足を感じるのです。ケアパートナーはそうした作業の間、たとえ患者の言語能力が低下してきているといえども、患者を単純な会話のなかに取り込んでおくことを忘れてはいけません。ケアパートナーはこうした時間を、「情緒的な傾聴」の技術を磨く時間としても使えるのです。また雑用を手伝ってくれることは、ケアパートナーが患者を褒め、感謝するとてもよい機会を提供してもくれるのです。

✣暮らしを豊かにしていくための練習✣

患者の生活の質を高めていくもう一つの方法は、神経心理学者のポール・ライア博士によって開発された、心の豊かさに働きかける方法です。その方法の目標は、脳の使われていなかった部分を刺激することで、患者の記憶力を維持していこうとするところにあります。

ライア博士の理論は、幼児や子どもたちが新たな脳神経細胞のつながりを形成するときに使用されるニューロトロピンと呼ばれるホルモンが、高齢者にも見られるという研究に基づいています。予備調査の段階では数種類の活動が行われましたが、その結果、ライア博士はニューロトロピンの形成を見いだし、アルツハイマー病患者が疾患によって影響を受けていた脳の領域に、新たな繋がりと連絡とが形成されていたことを示したのです。

以下の十五の活動は、ライア博士が「メンタル・フロス」（訳注：デンタル・フロスとかけている）と呼ぶもので、アルツハイマー病によって影響を受ける脳の領域への刺激に焦点を当てています。こうした訓練を患者と一緒に試してみようと思うならば、「物忘れに効く練習があるんだけど、やってみます？」と言って誘うとよいでしょう。もし患者が一緒に行うことを拒むようならば、無理強いしてはいけません。たぶん別の機会に誘うことができるはずです。訓練を行うときはまずゆっくりと始め、多くても一日に五つの活動だけにとどめましょう。また、患者が苛立ったり、落ち着きがなくなったり、怒り出したり、ないしはゆっくりになったり、止めてしまったりしたときには、その時点で活動を中止してください。患者が成功することを望んでいるならば、患者が楽しめる活動にだけ焦点を当てることが大切です。

中心となる考えは何?

必要なもの　テープレコーダー、CDプレーヤー、本、テープやCDに入った短いお話。

活動　本やテープ／CDなどから一つの文章（一段落）を聞き、そこでテープを止めます。そして患者に、聞いた段落の中心となる事柄が何であったのかを質問します。これを五回、それぞれに異なる文章を用いて繰り返します。こうした練習は、記憶と傾聴に役立ちます。

手触りで当てる

必要なもの　中が見えないバック、さまざまな日用品――たとえば、スポンジ、ねじ、ボタン、お皿、ロウソクなど。

活動　相手にそれが何であるかを見せずに、日用品をかばんに入れます。そして患者に、バックの中に入っているものに触れさせ、それぞれの品が何であるのかを当ててもらうのです。この練習を四、五回繰り返します。これは、記憶、感覚知覚、そしてコミュニケーションに役立ちます。

食　事

活動　患者に利き手と反対の手で食事を食べてもらいます。この訓練の目的は、ある情報を脳の一つの側から別の側に移動させ、優位でない側を強化することにあります。この活動やその他の汚れる可能性がある活動には、衣類カバーを用いることを忘れないようにしましょう。

今は何時？

必要なもの　十個の時計が描かれた一枚の紙。時計には数字が描かれていますが、長針も短針もありません。

活動　たとえば「十時十五分」といったぐあいに、ある特定の時間を声に出して言います。そして、その時間を示す針を、描かれた時計に描き込んでもらいます。この活動は身体的機能、計算能力、記憶に役立ちます。

擬似感覚体験

必要なもの　目隠し

活動　目隠しをして、ゆっくりとそのままの状態で家の中を歩いてもらいます。相手が何かにぶつかったりつまずいたりしないよう、注意しながらしっかりと観察をします。この活動は、対象者が視覚以外の感覚に注意を向ける練習になります。

バッハの曲に合わせて手を叩く

必要なもの　ヨハン・セバスチャン・バッハの曲が録音されたもの。

活動　録音されているバッハの曲（ないしは、その人が楽しむことができる、簡単で落ち着いていて、拍子のしっかりとした音楽ならば何でも。できれば四分の四拍子）をかけ、リズムに合わせて手拍子をするように促します。この練習は、患者の集中を手助けするのに役立ちます。

違うのはどれ？

必要なもの　新聞や雑誌に使われる絵が描かれたカード三枚。二枚のカードは、明らかに同じようなイメージを持つもので、もう一枚はまったく違うカードでなければなりません（たとえば、二枚のカードには平屋の家が描かれていて、もう一枚には二階建てが描かれているもの）。

活動　三枚のカードを同時に示し、どのカードがなぜ違うのかを聞きます。この練習は、視覚の細部に注意を向ける練習となり、記憶の保持と意思決定に役立ちます。

粘土細工

必要なもの　粘土

活動　患者に、なじみの物を粘土で形作るように促します。たとえば、車や家、丸や四角といったものでもかまいません。手を使って何かを形作ることは、運動機能のコントロールに役立つとともに、物に触る感覚を楽しむことにもつながるのです。

十ずつ読む

必要なもの　雑誌または本、紙、鉛筆。

活動　患者に音読、黙読のいずれかで、本や雑誌から抜き出した一つの長い文章を読むように促し、一つの分節を十個ずつ書き写すように告げます。この活動は、計算力、読書力、集中力、注意力の持続に役立ちます。

嗅覚への刺激

必要なもの　三、四個の小さなビンとふた、綿球、バニラの香りなどの香料、オレンジの皮、シナモン、グリーンミント、ペパーミント、お酢、レモン汁、生姜。

活動　綿球をそれぞれのビンに入れ、一、二滴の香料か、オレンジの皮、シナモン、生姜などを少量加えます。

もし四本のビンを使うならば、一つのビンの香りが他の三本のうちのどれと一緒かを当てるのです。三本のビンで行うならば、一つのビンの香りが他の二本のうちのどちらと同じかを当てます。たとえば、バニラの香料一、二滴を二つのビンに入れて、もう一本にはオレンジの皮を入れたり、グリーンミントのキャンディーを二つのビンに入れて、もう一本にはペパーミントのキャンディーを入れたり、生姜を二つのビンに入れて、もう一本にはシナモンを入れたりします。

一つのビンのふたを取って患者の前に置き、匂いを嗅ぐよう促します。そして、同じ匂いのビンと違うビンとが嗅ぎ分けられるまで、それぞれのビンを交互に置いて匂いを嗅がせます。この活動は、嗅覚と記憶の働きを刺激します。

数の逆算

活動　対象者に、百から順に三を引いていくように促します。それが終わったら、次は七、八などと尋ねていきます。この活動は、記憶と手順の働きを刺激します。

帽子掛けのにんじんゲーム

活動　家の中の特定の場所を決め、そこを〝立ち止まる場所〟とします。たとえば、玄関のところへ行き、玄関ホールにある帽子掛けを〝立ち止まる場所〟として決めるのです。それからまた別の場所、たとえば居間のソファーなどを探します。食堂のテーブルなどは、三番目の場所になるかもしれません。大切なのは、アルツハイマー病患者が三つの場所の名前をしっかりと言えることを確認しておくことです。

そして、患者に三つの物のリストを渡し――意外で滑稽なものであればあるだけよいのですが――その物のうち一つを最初の場所に、次の物を次の場所にといったように、それぞれを関連づけてイメージしていくように促します。たとえば帽子掛けだと、山のようににんじんがぶら下がっている情景をイメージするのです（イメージする際の意外性や滑稽さは、患者に「立ち止まる場所」を思い出させるとてもよい手がかりとなるのです）。次に、彼を最初の〝立ち止まる場所〟へと連れて行き、何を関連づけてイメージしたのかを聞きます。この例では、山のようなにんじんです。そして、二番目、三番目の場所でも同じことを行います。この活動は、記憶とは異なる脳の部分を用いるので、患者の内的なイメージを鍛えるのに役立ちますし、患者の失われた記憶を補う働きも助けることになります。

部屋の見取り図

必要なもの　紙、エンピツ。

活動　患者に、自分の家の見取り図を描き、それぞれの部屋に名前を入れていくよう促します。そして、患者に仮の質問をします。たとえばこんな質問です。「もしあなたが居間にいたとしたら、トイレにはどうやって行きますか」。そして、患者にトイレまでの道順を鉛筆で描くように促すのです。

この練習は、内的なイメージと空間の理解に役立ちます。この視覚的な練習には、抽象的な思考と、物事の関連性に対する把握が含まれているのです。

パズルを楽しむ

必要なもの　五十ピース程度のジグソーパズル。

活動　対象者に、一緒にパズルをするように促します。この作業は、記憶と運動神経の働きを必要とし、視覚的なイメージのまとまりを促します。

ことわざ

必要なもの　ことわざが載っている本や、自分で作った格言などのリスト。

活動　たとえば、「二兎を追う者は一兎をも得ず」といったことわざを声に出して読み、患者にその意味を説明するよう促します。この活動は、抽象的な思考とともに、言語化の働きにも役に立ちます。

✣初期段階にある患者のための活動✣

マサチューセッツにあるサルモン・ファミリー・ヘルスケアサービスの、アルツハイマー・サービス部門で管理者をしている同僚のロイス・ペコラと私は、過去五年間にわたって、共に初期段階にある人びとのサポートグループと、ケアパートナー全体のサポートグループとの世話役を務めてきました。ここに示す活動は、私たちがそのグループの活動として用い、また在宅でハビリテーションを行う人たちにも推奨した活動例です。

◆新聞の人生相談コラムを読み、患者に意見を求める。
◆たとえば、「メガホン（megaphone）」のように、一語が長い単語を、思い出せるだけリストにしてみるよう、患者を促す。
◆たとえば、「一週間の休みに三冊の本を持っていくとしたら、どの三冊を持っていきますか？」「あなたの好きなデザートは何？」といったような、間違った答えが出てこないような問いかけを行う。こうした問いかけをすることで、選ばれたトピックに関する会話が盛り上がっていくことがよくある。
◆関心のあるニュースやスポーツ、ファッションなどの話をして、それらに関するコメントを聞く。
◆何かを選ばなければならない問いかけを行う。たとえば、「ピクニックに行くか、五つ星のレストランに行くか、どっちに行きたい？」と。質問に対する回答が、対象者の判断能力のレベルを表すことがある。疾患の進行過程の一定の時期になると、患者は「あなたの好きなところでいいよ」といった回答や、「最後の言葉を関連させる」方法を使ったりなど、何の選択も行っていない回答をするようになる。
◆たとえば、外国での赤字予算や犯罪などのニュースを説明し、患者に、自分ならどのように問題を解決するかを尋ねる。あなたが対象者の答えに興味があることを、対象者自身が理解していることが重要。

こうした、話をしながら頭を使って考える活動は、デイケアや介護施設においては、社会的な関わりを促す活動として提供されています。しかし、ある患者がうまく会話に入れなかった場合など、他の患者がくすくす笑ったり、「あなたの気持ちわかるわよ」などといった屈辱的なコメントを受けることもよくあることです。

どのような活動を行っていくにせよ、それが社会的な場面であれ家においてであれ、活動中と活動後の患者の情緒的な状態をしっかりと把握しておくことが必要です。ライア博士が言っているように、活動中に苛立ちや興奮、または怒りのサインを見て取った場合、行っている活動のペースをゆっくりにするか、中断するべきです。また怒りや混乱は、活動以外の何かによって後から引き起こされてくる可能性があることも理解しておく必要があるでしょう。厄介な行動や態度を引き起こす原因を明らかにし、問題を取り除いていくよう心がけなければなりません。

✣日　課✣

生活を豊かにするための活動は、日々の日課として構造化された生活のなかで実施していくことが重要です。日課にするということは、活動の幅を狭めることを意味しているわけではありません。スケジュール化された活動で一日を過ごすことが、夜間の快適な睡眠を引き出すことはよくあります。ケアパートナーと患者の生活のなかで、忙しく、実際的で、申し分のない達成可能な一日とは、こうした活動で構成されていくのでしょう。

早　朝

◆患者の能力に合わせ、朝食のテーブルの準備を一緒に行います。

◆新聞の一面記事やスポーツの話などをしながら、くつろいだ朝食時間を過ごします。
◆食べ物を下げ、テーブルを拭き、お皿を洗い乾かすといった、朝食後の後片付けを一緒に行います。
◆シャワーを浴び、身なりを整えます。ケアパートナーは患者を浴室へと導き、できることは患者自身に行わせながら、患者が飽きてしまったり、イライラしないように援助をするとよいでしょう。

午前中（前半）

◆衣服を着替えます。ケアパートナーは患者がうまく着替えをする手がかりとして、たとえば、「今日は、絶好のゴルフ日和のようね」など、その日の活動を思い出させる言葉かけをするとよいでしょう。また、もう少し誘導を必要とする患者の場合、患者に気づかれないようにケアパートナーが衣服を着る順番どおりに置いて渡していくこともできるでしょう。介助を必要とする患者ならば、翌朝必ず患者の目に留まるような場所に、衣服を置いておくといったこともできるでしょう。
◆散歩に行ったり、屋外での活動を取り入れます。仲間や家族が患者と一緒に過ごすことができるならば、ケアパートナーはこの間に必要な仕事を済ませてしまうこともできるでしょう。
◆屋外での活動が難しい場合には、屋内での活動を行います。多くの高齢者向けエアロビクスやストレッチングのエクササイズ・ビデオが利用できるでしょうし、シニアセンターなどで提供されている運動プログラムなどを利用することもできるでしょう。多くの臨床家は、運動を行うことが、アルツハイマー病の病状の進行を遅らせると同時に、患者の快適な暮らしにも影響を与えることは確実であると言っています。

◆コーヒーブレイクやお茶の時間を設けます。患者の体重がかなり減ってきている場合、ケアパートナーはこうしたお茶の時間に、栄養価の高い副食を提供していくことができるでしょう。また、体重の増加が問題となっている場合には、昼食前に何かをつまみ食いしないよう、軽めのスナックを提供するとよいでしょう（フィンガーフードに関しては、巻末「付録」を参照）。この時間にお茶をすることは、すでに終えた仕事に対するごほうびとなりますし、また、何かを褒める機会としても用いることができるのです。

午前中（後半）

◆ビデオやアルバムなどを見たり、昔の経験などを回想（特にユーモアを引き出すような経験）しながら、患者と一緒にくつろぐ時間を設けます。もし患者が興味を持つならば、趣味的なことを行うのもよいでしょう（ケアパートナーは、仕事を片付けることができるわけです）。たとえば、手をマッサージした後に、マニキュアなどをしてあげれば、患者もケアパートナーもゆっくりと落ち着いた時間を過ごすことができるでしょう。

◆お天気が良いときは、これといった目的を決めずにドライブをしたり、よく行くお店などへぶらっと散歩に出かけるのもよいでしょう。外へと出かけることで、閉じ込められているといった感覚から開放され、家の中で長時間を過ごすという単調な生活のリズムに変化をつけることができます。また、患者も食事前に簡単な運動をすることになるわけです。しかしケアパートナーは、外出から家に帰った後には、患者の振る舞いに注意深く目を向けておかなければなりません。もし外出によって何らかの問題が持ち上がる場合には、患者が安心感を得られる家の中にとどまっているほうがよいでしょう。

正午

◆昼食の準備を患者と一緒に行います。患者が頼まれた仕事をうまくこなせない場合、ケアパートナーは、患者が苛立ったり失敗したという感覚にとらわれないよう、適切に患者を守ることが必要になります。ケアパートナーは、テーブルをできるだけシンプルに整えて準備し、手伝ってもらったことに対しては、その働きを褒めることが大切になります。

◆昼食をとります。ケアパートナーは、患者に栄養をとってもらうのには、昼食時にしっかりとした食事を取ることのほうが、夕食時に同じ量を摂取するよりもうまくいくことを発見するかもしれません。

◆患者と一緒に昼食の後片付けを行います。患者にとっては、一日のなかのこの時間が心身が一番良く機能する時間かもしれません。手伝いの仕事が提供されることは、患者自身にとっても役に立っている、うまくできるといった感覚を得る機会となるのです。

午後（前半）

◆夜間の睡眠に問題がない患者ならば、一時間弱程度の昼寝をします。

◆夜間の睡眠に問題がある場合には、座った姿勢でやれるような活動を行います。患者に能力があるならば、トランプや言葉遊び、パズルや読書、古い映画の鑑賞や趣味の時間にしたり、何か別の企画をするのもよいでしょう（患者の力の低下に合わせ、活動はあまり困難ではないものを選択していくことが必要となります）。

◆たとえばゴルフやダンスなどのスポーツ、ガーデニングや家事をする、少し長い距離を歩くなど、楽しく体を動かす運動を取り入れるとよいでしょう。

午後（後半）

◆コーヒーブレイクかお茶の時間を設けます。この時間には、他の人たちを交えるように心がけます。近しい友人や親族が一緒に時間を過ごすことができれば、ケアパートナーに少しの休憩を与えることができます。多くの人は、患者と一緒の時間を過ごすことでケアパートナーの手助けができることをうれしく感じるでしょう。

◆実用的なことであれば、一緒に夕食とテーブルの準備をします。進行性の認知症患者では、一日の夕刻に認知機能の問題が現れる（夕暮れ症候群）ことがよくあります。そのため、患者に対しては十分に注意を向けておくことが必要となるでしょう。さもないと、夕食の準備は二の次となってしまいます。

夕方

◆もし患者が早くに休む場合には、歯磨き、洗面、スポンジバス（濡らしたスポンジで体を拭くこと）、翌日の衣服の準備など、就寝の準備を行います（アルツハイマー病患者はたいてい、こうした仕事を終えてしまうと、よりいっそうの安心感を感じることが多いようです）。そして朝と同様に、ケアパートナーは患者をトイレへと誘導し、患者が自分でできることはできるだけ患者自身に行わせるようにします。

◆寝巻きに着替え、スリッパに履き替え（訳注：欧米では家のなかでも外靴を履いて生活をしているため）、寝る準備をします。

◆音楽を聴いたり、テレビを見たり、トランプをしたり、散歩をしたり（できれば、パジャマに着替える前）、歌を歌ったり、居間でダンスを踊ったり、さまざまな方法でリラックスできる工夫をします（毎日、同じ時間に同じ活動をすることが日課となり、ストレスと不安を軽減していくことになります）。

◆ベッドに入ります。ケアパートナーは、背中、掌や頭などのマッサージを行い、患者の気持ちを落ち着かせていくとよいでしょう。また、今までしたことがなかったとしても、詩を声に出して読むことで患者を眠りに誘うことがよくあります。柔らかな声で、韻を踏みながら詠まれる詩のリズムは、とても気持ちを落ち着かせるものなのです（シェル・シルバースタインのユーモアにあふれた詩にはすばらしいリズムがあり、笑みを誘うお勧めの詩です）。

◆時計のアラームがセットされていること、ドアの鍵が掛けられていること、トイレの電気がついていること、そして明日の一日をストレスなく過ごすための準備がすべて整っていることを確認します。

もちろん必要があれば、こうしたスケジュールは自由に変更してかまいません。たとえば、患者がアルツハイマー病の初期の患者ならば、テレビが娯楽時間には欠かせない重要な役割を担うかもしれません。それでもかまわないのです。ケアパートナーは、たとえばスポーツや自然関連番組、ドキュメンタリーやコメディーなど、患者の志向にあった番組を探し出す練習をし、番組を見せればよいのです。しかし疾患の進行に伴い、テレビの刺激が患者にとって強くなりすぎることがあります。それは、ニュースを見た後に悪夢にうなされるようになった女性のケースのように、認知力の低下によって、現実の出来事とテレビのなかでの出来事の区別をつけることが難しくなっていくからなのです。ですから、患者が番組の内容を理解し、ついていけるだけのシンプルで適切な素材を選ぶことが重要となります。また、ナレーションの声が一人だけの番組を選ぶことも必要となるでしょう（たとえば、PBSやディスカバリー・チャンネルのドキュメンタリーなど）。ビデオも良い選択肢の一つです。旅に関するものや家族が集まった時のビデオ、ミュージカルや『アイ・ラブ・ルーシー』などの古いテレビ番組、また患者のお気に入りの番組などを探しておくとよいでしょう。

✥身体的な活動✥

身体的な活動を行うことは、筋力や柔軟性の向上、心臓血管系の健康維持に良いばかりではなく、それ以上の利点を提供してくれます。たとえば、患者と一緒に運動をすることで交流を深めることができます。またケアパートナーは、散歩をしながら感じるさまざまな匂いや異なる木々の樹皮の違いについての話をすることもできるでしょうし、道すがら木々や葉っぱに触れ、また鳥の声に耳を傾けることで、感覚を用いる活動の機会とすることもできるのです。

家の内外での家事は、精力的に体を動かし、筋力をつけていくための活動にもなるでしょう。また、患者の活動に対する賞賛と肯定的なフィードバックを与える良い機会ともなるでしょう。疾患の後期になると、家事でも、ケアパートナーがまずはその仕事をやって見せることが必要になることもあります。しかし、一度その仕事を始めてしまえば、患者はたいていはしばらくの間それを続けることができるでしょう。活動内容によっては、アルツハイマー病患者は長時間でも同じ活動を続けたがることがあります。ですが、疾患の初期段階が過ぎたならば、どのような活動でも三十分を超えないよう計画をすることが必要となります。目標は常に、仕事を完成させることではなく、その仕事をすることで楽しみに満ちた時間を提供することにあるのです。

患者が最も活動的となる時間帯には、たとえば、落ち葉をかき集めたり、ガーデニングをしたり、草むしりをしたり、朝に掃除機をかけたりといった、繰り返し行えるような活動を提供するとよいでしょう。一日の遅い時間には、繰り返し行えるこうした身体的な活動が、患者の就寝に必要となる適度な疲労を与えるのに役立つのです。ですから、患者がその仕事を繰り返し行ったとしても決して文句を言うのではなく、ただ家事を手伝ってくれていることに対しておおいに感謝をすることが必要です。

どのような活動でも、前もって必要となる物品を下準備しておくことが大切です。必要な物品を集めている間、患者を待たせておくことは何らかの問題を引き起こす危険性があるからです。また、患者にその活動を「したい」かどうかを尋ねてはいけません。単純に、そのことをし始めるか、または始める時間を告げるだけのどちらかにすべきです。

その日にあなたと患者が何をしようが、最も重要なことは、前の日課と合わせしっかりとその活動の時間を決めることなのです。決められた手順は、患者が抱く安心と安らぎ、そして順応の感覚を強化するのです。時には妥協しなければならないこともあるでしょうが、あなたが目標とすべきところは、彼らが日課を遂行するために必要となる手助けの時間を提供しつつ、彼らの一日を構造化するこ

アルツハイマー病という疾患によって障害された技能を刺激する活動

言語・視覚的技能

・古い映画やテレビ番組のビデオを見て，それについての話をする。
・以前の仕事や軍隊での経験，またはその他の組織での仕事について話をする。また，たとえば一番初めの仕事，アパート，支払いやデートなど，過去の出来事に関する話をする。
・子どもたちのお芝居を見たり，子どもたちに本の読み聞かせを行う。
・ケアパートナーが直面している問題の一つに関して，アドバイスを求める。
・声に出して読まれる新聞や雑誌の記事に耳を傾ける。
・偉大な発明や，重要な史実に関しての話をする。
・乳児がいる知り合いを訪ねたり，招いたりする。
・洗濯された靴下のペア合わせをする。
・絵画などの本を見る。
・一緒に手紙を書く。

運動技能

・トランプのカードを配る。
・ボールを投げる。
・外の庭や，室内の鉢に種を植える。
・クーポン券を種類ごとに束ねる。
・ナッツや豆の殻をむく。
・ボタンやネジの仕分けを行う。
・お手玉や風船，フリスビーなどを投げる。
・色や柄，数などによってトランプのカードを分ける。
・毛糸を巻く。
・季節やテーマとなる写真を，雑誌から切り取る。
・真ちゅう製のドアノブやロウソク立てなど，金属製のものを磨く。
・ハロウィンのカボチャのちょうちん作りを手伝う。
・子ども用の粘土で遊ぶ（アルツハイマー病後期にある患者が対象）。

・マッサージを受ける。
・髪を梳く。
・水槽の中の金魚を鑑賞する。水槽のガラスは危険なものではありません。また，金魚を鑑賞することは，何匹かを死なせてしまうことで悲しみに浸ることがあったとしても，はるかに価値があるのです。たとえ悲しみの時期があまりにも長くなるように思えたとしても，アルツハイマー病患者が悲しみの感覚を抱くことは，問題のないことなのです。

ゲーム

・雑学クイズなどのゲームに参加し，患者が最も得意とする分野に焦点を当てる。
・たとえば「ルーシーと＿＿＿？」といったように，患者がペアとなる人や物の名前を考えるような，“ペア探し”ゲームをする。（訳注：日本語ならたとえば，東西といえば，＿＿＿？，漫才コンビのやすしといえば，＿＿＿？等）
・たとえば，「ユー・アー・マイ・＿＿＿＿？」などのように，患者が歌の題名を考えられるような，“曲名あて”ゲームをする。（訳注：日本語ならたとえば，津軽海峡＿＿＿＿？，銀座の＿＿＿？の物語等）
・ジグソーパズルを一緒に当てはめていく。
・たとえば，「もしも～が起こったら，あなたならどうする？」といったような，“もしも～だったら”という質問に答える。
・たとえば，テレビや本，映画などのタイトルを絵に描いて説明していく“ピクショナリー”ゲームを行う。
・チェッカーやダイヤモンドゲーム，またドミノや，子どもから大人までが削って楽しむスクラッチのようなゲームを行う。
・たとえば，ババ抜きやナポレオンといった，かんたんなトランプのゲームを行う。

外　出

・家族や友人から離れて時間を過ごす。
・色づいた落ち葉を集める。
・ビーチグラス（きれいなガラスの破片や小石など）や貝殻を集める。
・雪だるまを作る。
・過度の刺激を受けない範囲で，親睦会やパーティーなどに参加する。
・ダンスの公演や美術展など，文化的な催し物へ出かける。
・図書館へ行く。
・ショッピングに出かける。
・町の遺跡めぐりバスツアーなどに参加する。
・果物狩りに出かける。
・近くの動物園へ出かける。
・凧あげをする。

＊外出時に患者をナーシングホームやその他の施設に預けたあとには，あなたが去った後の１時間程度の様子をスタッフに確認する必要があるでしょう。もしあなたがいなくなった後に患者が興奮するようなことがあったならば，スタッフは，次に患者が利用するときのために，何かを準備しておくことが必要となるでしょう。外出は活動時間が終わる直前までとしたほうが良いでしょうし，あなたがいなくなるときに合わせて，スタッフは患者を活動へと誘導していくことが必要となります。

生活を豊かにする活動

空いている時間は，創造的な活動，または情緒的に豊かになるような活動や，患者の身体や認知機能が良くなるような活動で満たしていくように心がけてください。このリストに挙げられている活動の多くは，さまざまな利点を持っているため，ナーシングホームや介護施設でも行うことが可能です。

音　楽

・音楽を聴く。
・音楽に合わせて歌う。特に，よく知っている古い歌など。
・リズム楽器を演奏する。
・踊る。
・ミュージカルのビデオを見る（特に，昔のミュージカルなど）。

食べ物を楽しむこと

・記憶を呼び起こすような強い匂いがある食べ物の匂いを嗅ぎ，味わう。
・パン生地やゼリー，パスタやそのほかの食材に触れて感触を味わう。
・さまざまなケーキの飾り付けをする。
・カウンターに並べられた食材で，サラダやフルーツの盛り合わせを作る。
・ラートカ（ジャガイモを使ったユダヤのパンケーキ）を作る材料を混ぜ合わせる。
・クッキーやケーキ，自家製パンの準備をして焼く。
・アップルソースを作る。
・フルーツや野菜のビン詰を作る。

工芸・趣味

・つるして楽しめるようなモビールを作ったり，鑑賞したりする。
・スクラップブックやアルバムを作ったり，鑑賞したりする。
・たとえば季節ごとのテーマを決め，家族のコラージュを作る。
・バレンタインのカードを作るなど，祝日に関連した企画を行う。
・生花，ドライフラワー，シルクフラワーなどのアレンジ（飾りつけ）を行う。
・ポップコーンやシリアルに糸を通して，鳥のエサとして外につるす。
・松ぼっくりの種やピーナッツバターを詰めたものを，鳥のエサとして外につるす。
・イースターの卵の色付けをする。

スピリチュアルな，心に響くような，そして触れることを基本とした活動

・プレゼント用に，ビーズ細工をする。
・プレゼント用に，裁縫，キルト作りや手工芸をする。
・宗教的な礼拝に参加する。
・バードウォッチングをする。
・家でペットと過ごしたり，他の家で飼っているペットを訪ねたり，静かなペットと一緒に誰かを招いたりする。
・雑誌のなかから，テーマとする写真を切り取る。
・陽射しのなかに座って過ごす。
・海辺を散歩する。
・手をつなぐ。

となのです。雇われているケアパートナーや気の合う友人も、疾患の過程を通してこの日課に沿って関わっていくことが必要になります。日々、同じ活動のスケジュールに従っていくことは、あらゆる活動そのものと同じぐらいに重要なことなのです。

活動とは、それがどのようなものであれ、何かに関わって動いていることです。つまり、何もすることがなく、また何をどうすればいいのかもわからないまま座っているということはあり得ないのです。ですから、患者が楽しい時間を持てるよう動かしてください。そして活動を通じて、患者に世界とのつながりを感じさせてください。なくなってしまったことに焦点を当てるのではなく、残されているものに目を向けていくのです。予期される緊急事態のためには計画を立て、大変な事態になりそうなことに対する備えをすることは必要です——しかし、ハビリテーションのテクニックを用い、まだ祝えることに対しては祝杯を挙げることが大切なのです。

第Ⅲ部

もう一つのハビリテーション

・11・

ケアパートナーへのケア

いつだって　たやすく喝采を得られるわけじゃない
言葉あそびと人生ゲーム
その両方で勝たなくちゃいけないんだから
でもいつだって
リンゴの園の教えは
コンクリートの街並みにかき消されていく
それがわかっていれば十分だなんて
そんなことでもないんだ

ケアパートナーとしての仕事に、あなたのすべてのエネルギーを取られてはいけません。ギャレットのケースを考えてみましょう。彼は、真夜中にベッドから起き出し、階段を降り、正面玄関の前で立ち止まっては、ドアノブをガチャガチャといじるのです。そして、家の後ろのドアに行っては同じことを繰り返し、それからまたベッドに戻るのでした。午前一時四十五分。彼はまた階下へと降り、正面玄関と後ろのドアとをガタガタさせ、家の中を歩き回ります。それから今度は二階へ戻り、昨日はいていたズボンをパジャマの上からはき、何かを詰め込むと、裸足で階下のキッチンへと降りていき、お勝手口から庭へと出て行くのです。そして斧を手にし、月明かりのなかで薪割りを始めるのでした。

午前四時、ギャレットは家の中に戻ってきて、階段に座っている妻のエム・ジェイに、かろうじて気づきました。彼らはそのまま大きなリクライニングチェアーに体を横たえると、今まで何度もそうしてきたように、そのまま眠りに落ちていくのでした。

アルツハイマー病を患っていたのはギャレットではなく、妻のエム・ジェイでした。ギャレットは、単に二十四時間体制でケアをしなければならないストレスに、疲れ果てていたのです。彼は、エム・ジェイのためにいつも注意を向けていようと、まったく睡眠をとらずにケアにあたることもよくありました。適切な睡眠をとらないと、ケアパートナーは彼ら自身の情緒的なスタミナを維持できません。「・8・」でも述べたように、進行性の認知症における睡眠の変化は珍しいことではありません。患者の夜間睡眠が少なくなり、日中に何度か昼寝をするようになると、ケアパートナーがやっと眠りに落ちようとする夜の時間に起きだしてくるのです。こうなると、患者の夜間活動を監視する準備はほとんどできません。ケアパートナーには、患者が家の中にある危険なものを見つけはしないだろうか、家の外に出て行きはしないだろうかといった不安が加わるのです。

結果的にはそれが、患者とケアパートナーの両者にとって、エネルギーの消耗につながるストレスとなり、対立となり、イライラの原因となるのです。さらにはこうしたストレスが、ケアパートナーが担っている情緒的負担から解放されることに対しても、罪悪感を抱かせるようになります。精根尽き果てたケアパートナーが、アルツハイマー病患者のナーシングホーム入所を考え始める第一の理由が、睡眠の欠如であることは理解できないことではありません。

ケアパートナー自身をケアすること、それはとても大切な義務なのです。ケアパートナーの誰もが、何度も何度も耳にしたことでしょうが、それは繰り返し伝えられる必要があるのです。なぜならば、もしケアパートナーの身体的・情緒的な健康が保たれないならば、そこに患者へのケアは存在しなくなるからです。

ありのままの統計の数値を覚えておいてください。なんと、すべてのケアパートナーのうちの三〇パーセントが、彼らがケアをしていた患者よりも早く亡くなっているのです。ケアパートナーがそこに存在しなくなれば、約束した事柄のすべて（「もちろんあなたをナーシングホームに入れたりしないわ」）、犠牲にしてきたあらゆる事柄のすべて（「いいんだよ、私は後で食べる／寝る／ゆっくりするから」）は無駄になるのです。

あなたは、自分の限界を認識すること、そしてあなた自身の欲求に目を向けることを学ばなければなりません。どんなに優れたケアパートナーでも、疲れ果て、怒りっぽくなり、気を落としていた時期があるのです。あなた自身の身体的・情緒的な健康が揺らいでいては、患者にケアを提供することはできません。もし次のような症状のいずれかを突然感じるようになったなら、速やかにかかりつけの医師か心理療法士に相談をするべきです。

◆著しい気分の変動
◆普段と違う興奮性の苛立ち
◆なかなか寝つけない
◆すぐに目が覚める
◆物事に集中できなくなる
◆消化器系の障害
◆よくわからない痛み
◆薬の使用やアルコール摂取に対する欲求の増加
◆失望、落胆の感覚
◆頻回な号泣、恐怖や悲嘆の感覚
◆普通の活動や家族に対する興味の消失

よく耳にするように、十分な運動と栄養、そして睡眠と余暇が、過度のストレスに立ち向かう助けになるのです。もちろん重要な鍵は、疲労困憊するまでこうした対処を行わないのではなく、常に運動と健康な食事、そして適切な睡眠をとることを心がけることです。そうすれば、困難な時期が訪れたときにも可能な限り乗り越えられるようになるのです。

介護者に求められる仕事の大変さゆえに、運動するといった項目は優先順位の最下位に押しやられることがよくあります。しかし、運動を行っているアルツハイマー病患者は、そうでない患者と比べ、（たとえば、心臓、血圧、関節炎等の）薬を用いる必要が少なくなると言われているのです。つまり、日課のなかに運動プログラムを取り入れていくことは、ケアパートナーと患者の双方にとって重要な意味があるのです。患者と一緒に運動をするということは、散歩やサイクリング、水泳、テニスなどの時間を共有することを意味します。こうした時間は、手をつないだり、思い出を語り合ったり、楽しみを見つけたり、また時に喜びさえも一緒に分かち合える時間となることがあるのです。栄養価の高い食事を準備する時間を見つけ、それにエネルギーを使うのは、家のペンキ塗りをするぐらいに骨の折れる作業のように感じるかもしれません。しかし、糖分の多いスナックなどを買うのではなく、栄養価の高いおやつを効果的な場所に置いたり、たくさんのフルーツや野菜などを食べることができれば、栄養補給の手助けともなるでしょう。そして最終的に、もし夜間の睡眠時間がうまく取れないようならば、アルツハイマー病患者が昼寝をしている間に横になる時間を作ります（または、少なくとも足を上げ、ゆっくりと腰を落ち着かせるように心がけます）。

もう一つの重要なことは、リラックスできる時間を見つけることです。手伝ってくれる人がいたとしても、あなた自身の自由な時間は必要なのです。あらかじめ、いつものスケジュールのなかに、自分自身のための時間を設けておかなければなりません。さもなければ、あなたが立てた計画を実行していくことができなくなるでしょう。それは、あなたとあなたのパートナーの両者にとって良いことではありません。理にかなった範囲で、あなたが自分のために設けた自分の時間を邪魔させてはいけないのです。あなたが意識していなくても、認知症を患っている患者のケアから離れた社会生活を維持することが、蓄積される否定的な感情のいくらかを解放するのに役立つのです。

あなたの家のどこかに、落ち着ける静かな雰囲気を作ることも重要なことです。たとえば、のどかな場所や休暇を過ごした経験を思い出させるような、安らぎを与えてくれる品々に取り囲まれるのもよいでしょう。またたとえば、ローズマリーやバジルなどの香りが漂うハーブガーデンのような場所を設けるのもよいかもしれません。鉢植えの植物、金魚鉢、鳥かご、壁にかけたお気に入りの場所の風景画や写真、水を入れた鉢、バスケットに置かれたビー玉や色のついた石などは、あなたを懐かしい思い出の場所へ誘う手助けをしてくれるかもしれません。水の流れる庭、バスケットに詰めた松ぼっくりやセージ、木々の枝をアレンジした飾り、生花のブーケなども試してみるとよいでしょう。

あなたが日々の暮らしのなかで必要となるものをまとめると、COPEの四文字で表せます。

C —— Communication（コミュニケーション）

患者とだけではなく、医師やそのほかの手助けをしてくれる人びと、サポーターと、コミュニケーションをとることが大切です。彼らに、患者がどうしているのかだけではなく、今あなたが、どのように感じているのかをしっかりと知らせるのです。あなたの疲労のレベルと燃え尽き感覚を、しっかりと言語化することが重要なのです。

O —— Organize（整理）

あなた自身の生活と患者の生活との細かな点を簡素化し、整理します。引き出し、クローゼット、屋根裏、納戸などを整理し、必要のないものを処分します。古い資料や書類などに目を通し、取っておく必要のあるものを整理し、残りは処分します。これらの仕事を手伝ってくれる誰かを見つけます。家の中を、ゆっくりと簡素化していくのです。一つの部屋を一週間から一カ月かけて整理していきます。ファイルノートやそのほかの使い勝手のよい方法で、請求書の類をまとめておきましょう。整理がされているということは、ケアパートナーとして動ける時間が増えることを意味しているのです。

P —— Priority（優先）

あなた自身の時間を優先しましょう。次に何をしなければならないのですか。幾つかのことは、別のときにでもできることではありませんか。どのようにことを進めていくかについて、時刻表を作りましょう。そしてそのなかに、法的なこと、経済的なこと、介護施設を訪ねること、適切な医師を見つけることを含めていきます。定期的に見直されるケアに関する計画が、ここで役に立つのです。

E —— Energy（エネルギー）

あなたの体とあなたの頭とにエネルギーを貯えましょう。身体的な運動と一緒に、クロスワードやジグソーパズル、音楽を聴いたり、患者と一緒に読書をしたり、または一人で静かに読書をするのもよいでしょう。また、コンピューターやピアノの練習をするための時間を見つけてください。

もし自分自身の時間をどうしてもつくり出せないと思うなら、何人かの人に手伝ってくれるよう頼んでみましょう。友人や家族があなたを手伝ってくれるかもしれませんし、隣家に住む子どもたちも力になってくれるかもしれません（詳しくは「・*12*・」を参照）。また、あなたが住む場所の地理的な問題とお金が許す範囲で、食料雑貨類、食事やその他の必要物品の宅配サービスを利用しましょう。家政婦やホームヘルパー、または訪問看護師などの有料サービスも利用できるかもしれません。

あなたは、普段のスケジュールのなかから、自分の時間をつくり出す努力をしっかりと行わなければなりません。それができない限り、あなたとアルツハイマー病患者の双方に益をもたらすことはないのです。毎日、毎週、そして毎月、あらかじめどれだけの時間が自分に必要かを決め、ケア計画のなかにそれを組み入れていくのです。患者は昼寝をするだろうか、夜には間違いなくベッドに寝ているだろうか、あなたが外出しているあいだ患者を見てくれる人が必要になるだろうか、といった予測を立てながら。

ここに示すいくつかは、あなた自身の時間を予定に入れていくための提案です。

◆六カ月の間、毎日二十分（後ほど必要ならば修正）、足湯につかる、一人で外に腰かけ、鳥の声を聞く、犬の散歩をする、公園で雑誌を読む、友人と電話で話をする。毎日の決まった時間にある、あなたのための二十分です。

◆三カ月の間、隔週ごとの二時間（後ほど必要ならば修正）、友人と映画に行く、仲間と食事に行く、図書館や美容院に出かける、香りつきのロウソクを灯し泡風呂につかる、ジムで汗を流す、マッサージを受ける、バードウォッチングをする、趣味の活動をする。

◆月に一度、四時間、ゴルフをする、博物館に出かける、温泉に出かける、友人と夕食に出かける、音楽会へ出かける、ブリッジ、マージャン、ポーカーなどのゲームをして遊ぶ。

書店の棚を見れば、ストレスの軽減やリラックス法に関するさまざまな本が山のように積まれているので、ここでは、私の実践のなかで実際に役立つと思われるいくつかの方法についてだけ紹介していきたいと思います。

いくつかのリラクゼーション・テクニックは、ストレスの多い状況の改善に役立ちます。多くのメディカルセンターにはストレス外来があり、気持ちを落ち着かせ、ストレスに対処していく方法を学ぶことができます。あなたの居住地域にあるこうしたクリニックを調べてみてください。

私が患者とケアパートナーの両者に用い、ほとんどどこででも（車の中、シャワーを浴びながら、家の周りで、歩きながらなど）使えるテクニックの一つは、呼吸法です。目を閉じ、鼻から大きく息を吸い、口からゆっくりと吐き出します。これを十回から十二回繰り返します。

もう一つのテクニックは、腰を下ろし、あなたが最もリラックスできる場所を思い浮かべながら、全身の筋肉をリラックスさせていく方法です。いろいろな考えや思いを横にどけ、ただ思い描いている場所に気持ちを集中させます。そして、毎日の飽き飽きすることや嫌なことのすべてを、その場所に飲み込ませてしまうのです。三番目のテクニックは、まずつま先に意識を集中させます。そしてできる限りつま先をリラックスさせるようにします。次は足の裏に意識を集中し、同じようにします。それから足首、ふくらはぎと順に行い、頭の先まで行っていくのです。目の周り、あごの筋肉も忘れずにリラックスするようにしましょう。

✣ 友人と家族に関する注意 ✣

友人や家族といえども、彼らの行動があなたにとって良いことばかりとは限りません。私がよく見かける一つの特徴は、「あら、まったく大丈夫そうじゃない症候群」と名付けた状況です。友人や親戚などは彼らの見たいところだけを見るため、あなたがどれだけ厳しい状況にあるかといったことに関しては理解できないことが多いのです。一人のケアパートナーが、マーガレットという女性について話してくれたことがあります。彼女は、アルツハイマー病を患っている従兄と一時間半ほどの時間を過ごし、帰り際に「彼、元気そうだわね」と言ったそうです。しかし、マーガレットは従兄に話をさせる機会すら与えなかったといいます。彼は確かに「元気そう」に見えました。それは、マーガレットが来る二十分前に、その日の三度目の着替えを済ませておいたからなのです。こうした訪問の最後に、訪問者がケアパートナーを振り返り、基本的な質問をすることがあるでしょう。「いったい、（患者と一緒にいることの）何が大変なの」と。

こうした状況は、親がアルツハイマー病を患い、成人している子どものうちの一人がケアパートナーとなっている場合によく起こります。忙しいか遠くに住んでいてなかなか会いに来られなかった他の兄弟が、その大変な状況にようやく立ち会わされたとき、彼らは必ずこう言うのです。「こんなに長い間、あなたがどうやって乗り越えてきたのか、想像もできないわ」。そうなれば、彼らはとても役立つ助っ人となるでしょう。先に述べた誤解は、彼らがあなたの立場に立たない限りはどうしようもないのです。アルツハイマー病患者が、親戚と二、三日、一緒に生活をすることもできるでしょう。また親戚の人たちが、あなたが「仕事か何かで」（もし、何かの言い訳が必要ならば）いない間に面倒を見ることもできるでしょう。

しかし多くの場合、人びとは否定や拒絶することでのみ、アルツハイマー病患者に対処しようとするのです。このような訪問者には、あまり来てもらわないほうが得策です。

家族のメンバーのなかでも、あなたや患者と過去にいろいろな葛藤や問題を持った人物に関しては特に注意する必要があります。家族というものは、悪意があるわけではないにしろ多くの理由からケアパートナーの行っている大変な仕事に対して常に理解を示すわけではありません。また、こうした時期に、彼らの性格が変わることに期待を寄せるのは無駄なことです。ある時点において、「わかってないようだけど、あなたの電話〈や訪問〉は、私〈と患者〉を混乱させるのです。どうぞかまわないでください」と、伝えなければならないときもあるのです。

またケアパートナーは、手助けではなくアドバイスをしたいと思っている人から、役に立つかもしれないアドバイスを矢継ぎ早に浴びせかけられているのに気づくかもしれません。聞きたければ聞いてください。そうしたいならアドバイスを試してください。ですが、「ここにいて実際に助けてくれないのなら、私の手に負えないようなアドバイスをするのはやめてください」と言ってかまわないのだということも覚えておいてください。助けにならない友人や親類にサポートを求める無駄な時間を費やすよりは、確かなサポートとなる他のもの（人）を探すことにあなたのエネルギーを使うべきです。

ウマが合う家族かどうかは別としても、家族が集まることは奨励されるべきことです。私が行う治療的な介入場面では、家族生活の表面下に埋もれてきた家族と患者とが一緒に行った事柄についてのディスカッションを行います。唯一変わってしまったことといえば、家族メンバーの一人がアルツハイマー病になったことですが、家族の力関係は変わらずに残っているのです。アルツハイマー病によって引き起こされる危機はまた、長きにわたって家族を支配してきた否定的な家族力学を改善していく最良の機会でもあるのです。しかし、配偶者や家族の誰かがアルツハイマー病を患ったからといって、家族の性格までもが変わると期待してはいけません。繰り返しになりますが、そのエネルギーはどこか他に向けるべきなのです。称賛や激励をしてくれる人の言葉は素直に受け止め、自分はそれに値する働きをしていると自分で納得することが大切なのです。

✣サポートグループ✣

あなた自身へのケアの大切さが理解できたなら、次は他のケアパートナーたちがいるサポートグループを探すことです。なぜなら、あなたには安心と確証とが必要だからです。そして、同じ立場にある人たちからサポートされているという感覚が、その最初の一歩となるのです。地域にある全米アルツハイマー病協会の支部に電話をすれば、あなたの思いや問題、解決方法などを分かち合える、同じようなケアパートナーの仲間たちがいるサポートグループを紹介してくれるでしょう。また、病院、ナーシングホーム、介護付高齢者施設、礼拝所、図書館、高齢者協会やそれに似たような施設などでも、地域の誰もが参加できるサポートグループを開催しています。もし、そうしたもののすべてがあるならば、いくつかのグループに参加して様子を見てみるのもよいでしょう。もちろん、誰もがこうした状況にあるわけではありません。ある人などは、一番近くのサポートグループに参加するために、八十キロほどの道のりを通わなければならないのです。

アルツハイマー病のサポートグループは、家族や友人たちに、患者に対するケアの方法や技術の習得、大変な時期を乗り越えるためのユーモア、そして疾患に関する教育の機会を提供してくれます。メンバーたちは、自分が独りぼっちではないことに気づき、アイデアや心配ごとなどを話し合い、希望や疾患の肯定的な側面に関してまでも分かち合うのです。そして、他のケアパートナーを思いやり、彼らの役に立つフィードバックをすることが、あなた自身が行うケアの礎石にもなっていくのです。こうしたサポートシステムは、まさにあなたにエネルギーを充填し、明日に向って微笑む力を与えていくものとなるのです。

サポートグループでは、新しい薬や実際的な提案、たとえばどのように患者に車の運転を止めさせるかなどに関する臨床的な情報が提供されることもあります。またメンバーは、組織的に支援運動を行ったり、アルツハイマー病の親の面倒を見ている子どもたちを助ける新たな戦略などを学習しながら力を得ていくかもしれません。しかし、グループの集まりを運営しているのはメンバー自身なのです。グループが必要とするだけ与えるのも、グループから必要なだけ得るのも、あなた次第なのです。

一般的にサポートグループには、オープンとクローズドのどちらかがあります。クローズドのサポートグループとは、ある一定の期間のみ（たいてい八～十二週程度）開かれるグループで、あらかじめ参加を申し込まなければなりません。一定期間が終わると、そのグループは解散します。こうしたグループでは、たいてい教育的な活動が行われているようで、情報の提供にその目標を置いていることも多いようです。一方、オープンのサポートグループは、特に終わりの期日を設けず、祭日も祝日も、年間を通して集まりを持つのです。こうしたグループには、新しいメンバーはいつでも参加することができます。グループの世話役はケアパートナーであったり、地域の介護施設やナーシングホームなどの専門職であったりします。

オープンであれ、クローズドであれ、サポートグループにはさまざまなものがあります。以下に示すのは、そうしたサポートグループの一般的なものです。

◆ケア提供者のための初期段階サポートグループ（このタイプが一番ポピュラー）
◆アルツハイマー病を患う知的障害者のケア提供者のためのサポートグループ（たとえば、ダウン症候群を患うすべての人は、アルツハイマー病を発症するといわれる）
◆六十五歳以下で診断を受けた若年性アルツハイマー病患者のサポートグループ
◆外国籍／異なる文化的背景を持つ人のサポートグループ
◆男性のみのサポートグループ
◆両親、祖父母がアルツハイマー病を患っている人たちのサポートグループ

アルツハイマー病の初期段階にある患者のサポートグループについて調べてみたいと思っている方もいるでしょう。これは患者だけのグループですが、患者にとって非常に有益なグループなのです。

それは、相手の理解を求めるために、出てこない言葉でもって弁解しなくてはならないということの代わりに、他のメンバーが出てこなくなった言葉を見つける手助けをしてくれるので、この状態でも会話が可能だという感覚を持つことができるからなのです。多くの家族は、患者は自分の気持ちを言葉で語ることができないと思っています。ですから安心できる語らいの場で、他の同じような疾患を持つメンバーと一緒に、洞察に満ちた明瞭な話し方で自分の気持ちを語る患者を見ると、一様に驚きを表すのです。

理想としては、同じ時間に、同じ建物内の異なる部屋で開かれている初期段階の患者のグループとケア提供者のグループを見つけることです。私の経験からあまり効果的ではないと感じたサポートグループは、患者とケアパートナーの両者のために開かれている単一のグループで、一般的に初期段階の患者とケア提供者のためのサポートグループと呼ばれているものです。効果的でないと感じるのは、このグループでは、参加するどちらの人たちにも自由に気持ちを語らせることをしないからなのです。

サポートグループは、情緒的、そして実際的なストレスの両方の軽減に向けた長い道のりの歩みを可能にするのです。サポートグループの良い面の一つに、アルツハイマー病を患う何人かの患者をサポートグループのケアパートナーたちが交代で見るといった、ケアの分かち合い（「・12・」を参照）が生まれてくることがあります。これは、信頼の置ける人たちが見ていてくれるといった安心の下に、ケアパートナーたちが自分個人の時間を持つ機会にもなるのです。

✣離れた場所からのケア✣

離れて暮らしている家族や親しい友人などをケアしている場合でも、ストレスを感じることがあるかもしれません。いくら離れた場所にいるケアパートナーであったとしても、自由を奪われている感覚や怒り、恐怖、疲労といったものを繰り返し感じることがあります。たとえば、時差のある場所から頻繁に、一日十三回以上も電話がかかってきたりするかもしれません。あるいは、患者が六年ほど暮らしているアパートの管理人から、夜間のおかしな行動に関する報告の電話を受け、その問題に対して、いつ、何をするのか、といった質問を受けるかもしれません。

長い目でみてストレスを軽減していくためには、遠くに暮らす患者の雰囲気や技量、行動、認知、そして訪問するごとに見られる日々の活動状況などを、できるだけ早いうちからノートに記録しておくことです。もし、患者に手助けが必要であると思われる場合には、あなたが訪問する前、訪問中、また訪問の後にでもヘルパーに相談をしてください。また、患者が居住する地域の高齢者協会にも患者の状況等について相談をしてください。ケースマネジャーなど、状況評価のための訪問を依頼できるかもしれません。患者に関するその他の意見を、近隣の人びと、その他の家族、聖職者など、できるだけ多くの人たちから収集しましょう。そして患者に表れている徴候が、ただの加齢によるものなのか、それとも、もっと重篤な何かを示すものであるのかを確認するのです。

もしアルツハイマー病やその他の認知症が疑われる場合には、患者のもとを訪れ、しばらくの間、特に患者が病院や礼拝などに行きたがらないときなどは、患者にとっての厄介者とならなければいけないかもしれません。そのことで患者があなたのことを嫌いになろうとも、あなたは行動を起こす決断をしなければならないのです。あなたの残りの人生のすべてに影響を与えうる重大な状況が起こる前に、チャンスを逃してはならないのです。

もし、診察に行きたがらない患者を医師に見せなければならないと判断したら、うまく診察の予約をとるために、いくつかのステップを踏むことが必要でしょう。たとえば、予約はあなた自身の診察のときに入れて、患者をあなたの付き添いとして連れて行くこともできるでしょう。そうすれば、同時に患者へのアセスメントも受けられます。または、家に往診してくれる近隣の医師を見つけることもできるでしょう。こうした医師のサービスが最近増えてきています。あなたの地域にあるアルツハイマー病協会に問い合わせれば、適切な医師を紹介してくれるはずです。

ほとんどの場合、アルツハイマー病患者は、最初のうちは援助者を得ることができないでしょう。ですから、まず患者の安全を確保できるかどうかがあなたにとっての一番の心配事になるはずです。地域のアルツハイマー病協会と連絡を取り、あなたが離れた場所に住んでいるケアパートナーであることを説明し、患者の安全を明確にしておく必要があるでしょう。また、デイケア、ホームケア、地域の訪問看護サービス協会（ＶＮＡ：Visiting Nurse Association）、配食サービスやその他のアルツハイマー病協会が勧めるサポートなどを含む、公的なサポートネットワークを問い合わせてみることもよいでしょう。そうしたネットワークには、地域において利用できる援助資源が多くあるからです。将来的に必要になると思われる援助が何であれ、問い合わせてみることをお勧めします。そしてもし、ヘルパーを自宅に招き入れるというあなたの決断が患者を狼狽させるようなら、ヘルパーがいることであなたの気持ちが落ち着くのだと指摘するのです。

患者のもとを訪れるときには、少なくとも三、四日は必ず一緒に過ごすようにしてください。そして、患者の友人、近隣、かかりつけ医、礼拝所、最も近い病院、そして高齢者協会を訪ねてください。そうすることで、誰が、またどんなサービスが使えるのかを見極めることができるからです。患者の様子を見るための短時間の旅程を組むことができないようなときは、そうして築いた関係やサービス間のネットワークが手助けとなることでしょう。

医師、ホームケアサービス、ケアマネジャー、介護施設やナーシングホームとの面談を調整しましょう。そして、こうした場所に自分で行く時間を設け、「・*12*・」と「・*13*・」で示した評価ツールを用いてみましょう。私は、離れた場所からケアをする多くのケアパートナーから、面接もせずに雇い入れたヘルパーが家に出入りするようになってから、ひどく悩んでかけてくる何本もの電話を一年中よく受けるのです。こうした状況を招いてはいけません。多くの組織や施設を訪れることで、それに備えることが可能となります（もしも、神経科医かナーシングホームかなどの選択が必要な場合には、一番必要なときに空きがなかった場合に備え、選択肢を二つに絞り込んでおくとよいでしょう）。

もし愛する人をまれにしか訪れることができない場合、疾患によって起こってくる変化に備えておく必要があります。その場合、疾患の過程に関する教育は欠かせません。あなたが住む地域のサポートグループに出席できない場合には、図書館やアルツハイマー病協会などから、疾患の兆候や進行に伴って何が起こってくるのかといったことに関する情報を入手しておく必要があります（「・3・」を参照）。

患者があなたのそばで暮らしたほうが良いのではないかと感じられる場合、実行に移す前に、その他のあらゆる可能な方法を十分に比較検討してください。患者を訪ねてくる人たちがいるだろうか、受けられるケアは適しているだろうか、といったことも考える必要があります。近くにいれば、患者のところを今まで以上に訪れたいと思っているでしょうか。彼女のケアに関して、その大部分を担いたいと思っているでしょうか。あなた自身の罪悪感を軽減するために引っ越しを考えているのではありませんか。引っ越しが、患者の状態を不穏にしたり、新たな問題を引き起こす原因になりませんか。はやる気持ちが、現実問題への気後れに勝ってはいないでしょうか。

もしかしたら引っ越すことが、あなたと患者の両方にとって良いことなのかもしれません。でも繰り返しますが、患者は引っ越しを単なる自分の生活を邪魔する企てとしかとらえないかもしれないのです。また、これまでの長い間の記憶が現在の思考の大部分を占めている患者にとって、過去にあった歴史の一つひとつが非常に大きな役割を果たすことになります。たとえば、あなたが母親と一緒に住むとか近くに連れてくることで過去の否定的な関係を補おうと努力しても、そこからあなたが必要とする安らぎは得られないかもしれません。ですから、あなたと患者の現在の関係が、遠くに暮らしている一人の親類であるといった関係以上に優先されるべきなのでしょう。こうした状況を、できるだけ罪悪感を抱かずに受け止めてください。認知機能の低下した対象者との適切な関わり方を学んだプロのケアパートナーは、患者の生活を可能な限り豊かに変えていけるのです。こうした調整が、患者を家族の生活史上のストレスや、疾患を隠そうと努力する重荷から解放することがよくあります。適切なケアパートナーは、一般的に、患者のありのままの姿を受け入れます。それによって、患者の疾患が進むに伴い、患者はケアパートナーに愛情を注ぐようになっていくのです。

遠隔地に住む他のケアパートナーたちには、彼らのケアに対する感謝の念を表すことを忘れてはいけません。彼らには頻繁に電話をかけ、彼らに対するサポートと、また彼らのケアに対する感謝の気持ちを表現しましょう。それが友人であれ近隣の人たちであれ、またプロの専門家であれ、彼らはあなたの助け手となっているのです。そして、人間というのは一人ひとりユニークな存在であり、それぞれが持っている独自の能力をケアパートナーとしての経験に与えてくれるのだということを忘れないようにしましょう。あなたの持っている能力と、他のケアパートナーのそれとを比較してはいけません。私たちはそれぞれ、経済面、家族、人格、過去の歴史など、異なる資源を活用しているのですから。「すべての結婚が完璧なんてことはないんだわ」とか、「関係が良好な家族ばかりじゃないさ」と、一日のうちに何度となく声に出して叫んでしまうことを恐れてはいけないのです。

何年も前のことですが、私は祖母が亡くなった後、祖母の家で彼女の遺品を片付けていました。すると、隅のほうから色褪せた古い箱が出てきたのです。そうっと開けてみると、中から小さな桃色のバラのつぼみがついたとても素敵なベルベットの帽子が出てきました。それがあまりにも完璧な形で残っていたので、本物に違いないと、私はひざまづいて花の匂いを嗅いだのです。帽子の縁には、まだ黄色の値札もぶら下がっていました。

「おばあちゃんは、何でこんなに素敵な帽子があるのに、かぶらなかったのかしら」。私は祖父にたずねました。

祖父が優しく帽子を持ち上げると、肌理《きめ》細かなベルベットが祖父のざらついた肌と対照的でした。「おばあちゃんは、とっておいたんだよ」と祖父は言いました。「おばあちゃんは、特別な時のためにとっておいたんだね」。

私は、どんな瞬間も、それは特別な〝時〟になりうるのだと思うのです。ケアパートナーは、患者が、そして患者が気にかけている人が、一緒に過ごす時間を特別な〝時〟として感じることができるよう生活のなかのストレスを軽減していく必要があるのです。ケアパートナーとして、耐えることよりも、より多くの瞬間を味わうことを心がけたいものです。

・12・

在宅ケアを受け入れること

走っても走っても
追ってくる密かな影から
逃れられない
そして　はたと気がつき
息を呑んで立ち止まる
その影はすべて
置き残してきた私自身なのだ

七十九歳になるシェイ・マックグレイニーは、アルツハイマー病の終末期にありました。オレゴンの海岸近くにある彼女の弟エドワードの家で、彼女はほとんどの時間ベッドに横たわり窓の外を眺めて過ごしていました。エドワードは彼女の部屋の天井に、アイルランドの田舎町の風景写真を貼り付けていました。パートタイムのヘルパーが皺くちゃになった毛布を片付けているあいだ、カセット・プレーヤーからは柔らかなアイルランドの音楽が流れていました。そしてシェイは、微笑んでいました。

彼女は、自分の意思を言葉で言い表すことができなくなっていました。ですが、エドワードとヘルパーには、寒がっていたり、喉が渇いていることを示す彼女のわずかな表情の変化がとらえられ、彼女の必要に応えていくことができていたのです。エドワードは、彼女が自分との関係すら理解していないことに気がついていました。しかしエドワードには、彼女が愛を感じていることもわかっていました。

在宅ケアは、それほどのどかなものではありません。しかし、もし両者がその状況を心地良く感じることができるならば、もし両者の過去の関係が肯定的なものであったならば、もしケアパートナーが罪悪感からではなく愛に基づいたケアを提供したいと願っているならば、在宅ケアは、患者とケアパートナーの両者にとって理想的な状況となるでしょう。そして、こうしたことが十分に整っているならば、在宅ケアは、患者が可能な限り外の世界とのつながりを維持していくための最も良い選択肢となるでしょうし、ハビリテーションの方法を行ううえでも適した状況となるのです。

すべてのケアパートナーは、公的であるかないかにかかわらず、サポートシステムを活用することができるか否かを知る必要があります。疾患の進行に伴い、ことアルツハイマー病の患者にはさまざまなタイプの援助が必要となっていくことを覚えておいてください。患者が一人で自分の家に暮らしていたときには適切であったことも、自分のことができなくなってしまえば、それらのことは不適切なことになってしまうのです。

ここに示すものは、この章で記してきた利用可能な一般的な社会資源です。

複数のケアパートナーによる在宅ケア　あなた自身が、自分の家、または患者の家での主なケアパートナーであったとしても、あなたを助けてくれる他の人びとに協力を求めることもできるのです。

在宅ケア・サービス事業所　こうした事業所では、ヘルパー、家政婦などを含む、家の中でのさまざまな仕事を請け負う人材を紹介してくれます。

ケース・マネージメント・プログラム　このプログラムのソーシャルワーカーは、ケアプランの作成を行ってくれます。

健康センター　これらの施設では、初期から中期にあるアルツハイマー病患者に対するさまざまな活動を提供してくれます。こうした施設には、訓練されたスタッフや、その地域を管轄する看護師が置かれていることもあります。

デイケアセンター　デイケアセンターでは、医療上の問題を抱えた人全般に対するさまざまな活動を提供していますが、訓練されたスタッフや看護師などが配置されていないこともあります。

✣ケアパートナーによる在宅ケア✣

在宅ケアは、患者とパートナーにとって最初の、そして最高の選択となることがよくあります。患者を取り巻く環境は馴染みのものであり、患者の状況の変化に応じてそれらを調整していくこともできるからです。

家にいれば、アルツハイマー病患者にとってなじみの人もそうでない人も、訪問者を簡単に観察することができるので、患者の社会的な状況をより心地良い予測可能なものにすることができます。また日常生活のなかでの日課も、患者にとってそれほど難しいものとはならないでしょう。日常生活で必要となる品々はすべて「あるはず」の場所に置かれていますし、匂いもなじみの匂いです。そして、介助者もスタッフや人材の突然の変更などということもなく、同じ人だからです。また、患者の趣味、道具、興味のある品々が常に患者を取り巻いていて、余暇活動も比較的変化なく行うことができますから患者に充実した一日を過ごしてもらえるのです。個人的な思い出の品々は、回想と会話を引き出すことができます。また、よく知っている場所でお気に入りの品々に囲まれていることは、アルツハイマー病の患者が周りの世界との関係を維持していく基本的な方法の一つなのです。もし世界が馴染みのものであるならば、患者はより安心を感じていられるからです。

在宅ケアは、アルツハイマー病の患者にとって最も一般的な解決法です。全米アルツハイマー病協会の二〇〇一年公共政策プログラムでは、アルツハイマー病を患っている人たちの七〇％が家で生活をしており、その在宅ケアの約四分の三は家族や友人によって行われていると報告しています。

患者のプライマリー・ケアパートナーとなる決心をする前に、他の人たちが引き受けてくれそうな関わりのレベルを評価してみるとよいでしょう。たとえば、もし患者が一人で住んでいる場合、食材や持ち運べないようなものを家まで運んでくれる配送サービスが必要になるでしょう。もし患者がケアパートナーと住んでいる場合、地域の給食サービスについて調べてみる必要があるかもしれません。地域の高齢者協会やアルツハイマー病協会の支部などでは、あなたの地域のこうしたサービスに関する情報を提供してくれます。

また、子どもたちを含めた近隣の人たちや友人、家族、さまざまな組織のボランティア、家政婦や気の合った仲間などの協力が得られるかどうかを見極めておくことも重要です。そして、家で手伝ってもらおうと考えているすべての人について、彼らがアルツハイマー病の患者とコミュニケーションをとれる人であるかどうかを観察する必要があります。手伝ってくれる人は、患者の近くにいることを楽しめる人でなければなりません。イライラしたり、つまらないと感じてしまう人ではいけないのです。

手伝ってくれる人を患者に紹介するときには、患者に自分が問題となっているという気持ちを抱かせないような方法でしなければなりません。たとえば、「ジョイスは、私の仕事をいろいろと手伝ってくれるために来てくださったの」と言うこともできるでしょう。手伝ってくれる人を、患者とすぐに二人きりにしてはいけません。患者が新しい状況に適応する時間を与えることが大切です。もし患者が普段と異なる行動をとっているように思える場合には、手伝いをしてくれる人と患者と三人で一緒に部屋で過ごし、それぞれにとって良い体験を持てる時間を共有していきます。しかし、患者がお手伝いの人と一緒にいることを心地良く感じているのかどうかをしっかりと見極めるために、あなた自身の計画を延期しなければならないことがあるということも理解してください。

家族や友人に手伝いを依頼することで、面倒な事態が引き起こされることは珍しくはありません。まず正直に、アルツハイマー病患者に何が起こっているのかをその人物に知ってもらい、そのうえで定期的な助け、たとえば、「あなたが来られるときに」などというのでなく、「毎週火曜日の午後二時から五時」に必要としていることを説明しましょう。関係する人たちすべてにとって、その関わりが楽しみでなければなりません。もし仮に家族のメンバーが、この責任は雑用の一つだと考えるならば、患者はそのことに気がつくのです。このような場合、二、三時間ならていねいで役立つ働きを喜んでしてくれる近所の子どもたちにアルバイトをしてもらうほうがよっぽどましでしょう。

手伝ってくれる人がスケジュールどおりに来てくれないときには、状況について率直に話をしましょう。「このスケジュールではうまくいかないようだけど、あなたの予定に合わせるにはどうすればいいのかしら」。もしそれでも問題が解決できないようであれば、頼りにならない人はもっと信頼のおける別の誰かと入れ替える必要があるでしょう。

ボランティアとして手伝ってくれる人を宗教団体や社会団体などから探してみることもできます。

一般的にこうしたところから良い人材を見つけることはなかなか難しいものではありますが。なぜなら、ボランティアの経験もなく、またアルツハイマー病の患者と関わることにあまり興味を抱いていないことが多いからです。さらに、礼拝やイベントに参加しているときに患者が混乱するようなことがあると、そうしたボランティアは患者から関係を気まずくされたと感じてしまうこともあるからなのです。

その他の組織から手助けを探したい場合、在宅ヘルスケアの事業所を活用するのもよいでしょう。ヘルパーや看護助手、訪問看護師、話し相手、家政婦といった人材が、次に示すようなサービスを提供してくれます。

◆患者への身体的ケア（入浴・更衣などの介助）
◆洗濯サービス
◆医療機関への付き添いサービス
◆ちょっとした家事仕事
◆食事の準備
◆話し相手（家で、また外の集まりで）
◆ケアプランの立案（後述を参照）

患者が必要とするサービスの種類を決めたあとは、アルツハイマー病患者に対するケアの訓練を受けている人材を見つける努力をします。在宅ヘルスケアの事業所で働いているほとんどの人たちは、こうした訓練を受けてはいません。しかし、あなたの住む地域のアルツハイマー病協会に電話をするか、他のケアパートナーたちと話をすれば、訓練された人材がいる事業所に関して知ることができるでしょう。次に記したのは、在宅ケアを請け負ってくれる最も一般的な職種です。

訪問看護師　医師の指示を受けて家に来ます。訪問看護師は、医師の指示による医療処置、包帯交換、注射、運動訓練などを行います。ですが、これはメディケア／メディケイドによって保障されている場合に限られていることがあります。保険の対象外で指示されているサービスを受けられるかどうか、確認してください。

認定看護助手、認定看護補佐　彼らは、擦り傷、切り傷などの絆創膏の交換、足の補助具の装着、ベッド上での尿器、便器の介助といった、ちょっとした医療的介助を行います（「認定を受けている人」と「受けていない人」との違いは州によって異なります。違いをしっかりと把握しておきましょう）。看護補佐は、薬の投与は「できません」（本来、することにはなっていないのです）。しかし、実際の現場においては、行われていることがよくあります。

看護助手、看護補佐　彼らは、患者の清拭などの身体的ケアを行います。

話し相手　患者と一緒に座り、彼らの話し相手となります。また、散歩やレストラン、映画などにも一緒に出かけますが、料理や洗濯などは行いません。

・**家政婦**　ちょっとした家事を行います（冷蔵庫、雨どいや窓などの掃除は行いません）。また、患者へのケアも行いません。

次に示したものは、あなたが在宅ヘルスケアの事業所で話を聞くときに、考えておかなければならない項目のチェックリストです。

◆毎回、同じヘルパーが手伝いに来られますか（アルツハイマー病患者にとっては、なじみの人に会うほうが適しています。事業所と取り交わされる契約では、毎回同じ人が送られてくることが明記されているべきです）。

◆事業所からの人材は信頼のできる人物ですか。この信頼感は、サービスの質の高さを保証するだけではなく、盗難やその他の心配を軽減することにもつながります。もちろん、ヘルパーの誠実さを一〇〇％確かなものとすることは不可能です。可能ならば、証明書や推薦書を持ってきてもらうことを勧めます。また、お金や貴金属類、その他の高価なものを放置しておいてはいけません。

◆その事業所は、地域でどれくらいサービスを行ってきていますか。継続年数は、その組織の評判を判断する基準になることがよくあります（競合する事業所がないために、その場所に新しい事業所が作られることがあることも、覚えておきましょう）。

◆その事業所の緊急時の対処はどのようになっていますか。どんな時間でも、必ずスタッフの誰かが仕事についているか、または少なくとも誰かが対応できる状態にありますか。

◆どのサービスに関してお金がかかりますか。

◆どの物品に関してお金がかかりますか。

◆その事業所では、メディケアは適用になっていますか。

◆行政機関の支援（たとえば、メディケアやメディケイド）でまかなえるサービスがありますか。

◆事業所は、患者の受け持ち医師と定期的な連絡を取り合いますか。

◆患者とケアパートナーは、患者のケアプランの決定に関与することができますか。

◆事業所では家族に対して、提供されるケアをどのように実施するのか教えてくれますか。たとえば、もし事業所の職員が患者をお風呂からベッドに移動するような場合、家族に対してもそれをどのように行うのか教える必要があるのです。

◆スーパーバイザーは、定期的な訪問をしますか。事業所の誰が、サービス／物品が契約どおりに提供されているかどうかの確認をしますか。

◆疑問や不安なことがあったとき、窓口となる人物は誰ですか。

もし事業所を通じて雇ったヘルパーが、アルツハイマー病の患者と関わることに関してあまり訓練を受けていなかった場合、ハビリテーションの五つのカギを説明し、こうしたアプローチがどのようにして良い結果へとつながるのかを強調してください。

二、三週間するうちに、あなたが雇ったヘルパーがしっかりと仕事をしているかどうかがわかってくるでしょう（たとえば、家や患者が汚れているような状態が頻繁にあるなど）。患者の身体言語（訳注：身体で表現している事柄）にしっかりと注意を向けてください。たとえば、患者がしばしば眉間にしわを寄せているとか、いつもより我を張るとか攻撃的な振る舞いをしていることが多いなど。ヘルパーが与えられた仕事をしていない場合、アルツハイマー病患者はその不満を表そうとしていることがあります。時には、すばらしいヘルパーであってもその人物が患者に誰か他の人を思い出させてしまうために、患者にとって適した人物とはならない場合もあります。もし物事がどうもうまく運んでいないように感じられるならば、患者の病気の症状が原因で問題が引き起こされていないかを確認する必要があります。たとえば、患者が被害妄想的な訴えをしている可能性もあるからです。

もしすべてがうまく運んでいるならば、在宅ヘルスケア事業所のサービスは、ケアパートナーがとても必要としていた小休止を与えてくれる天の賜物となるでしょう。事業所の職員は、アルツハイマー病患者への対応に有効な技術をあなたに教えてくれるでしょうし、あなたがケアプランを立案するときには、プランを確認してくれる働きもするでしょう。また、もしある人材がうまく機能しなかった場合でも、事業所は他の人材を派遣してくれるはずです。そのほうが、広告を出したり、あなたの友人や同僚などのネットワークを駆使して誰かを見つけようとするよりは、はるかに楽なのです。

✣患者の家ではなく、あなたの家でケアをする場合✣

患者と一緒に暮らしていない場合、あなた自身の家で患者のケアをすることを考えるでしょう。アルツハイマー病の患者をあなたの家族が暮らしている家に招き入れるためには、いくつかの特別な事柄をあらかじめ考慮しておきましょう。まず、一緒に暮らすことになるメンバーには、正直に隠し立てすることなく患者の状況について話をしておくことが必要です。あなたの家族は、本音としてその人物に好感を持っていますか。もしあなたに子どもがいるならば、患者が普通の人たちとは違った行動をするかもしれないことを説明しておきましょう。アルツハイマー病に関するいくつかのビデオや書籍を活用することもできるでしょう。また、子どもたちをしっかりと話し合いに加え、彼ら自身にも決定権が与えられていることが伝わるようにすることが大切です。

患者に同居を勧める前に考えておくべきもう一つのことは、家の改修です。これには、時間とお金がかかります。アルツハイマー病の患者には、彼らの知覚の問題上、彼ら自身の部屋が必要であるとともに十分な空間が必要です。小さな住居では難しい部分もあるでしょう。また、複数の家族が同居している場合などには、患者の気を散らす状況が多すぎてしまう可能性もあります。

もしあなたが仕事を持っているならば、アルツハイマー病の患者に対して適切なケアを提供することが不可能ではないにしろ、とても難しい状況になることが多いでしょう。たとえば、予期せぬ状況が起こったとき、仕事を早退することが可能ですか。どれくらいの頻度であれば早退が許されますか。もし緊急事態が起こったときに仕事を抜けることができない場合、誰か助けてくれる人が他にいますか。つまり、あなたの仕事が、患者を家でケアできるような融通の利くようなものであるかどうかが問題なのです。

あなたが自分の家でアルツハイマー病の患者と一緒に生活をすることは、近隣の人びとにも当然影響を与えます。患者は、近隣の人びとが困ると感じたり、当惑するようなさまざまな行動や風変わりな振る舞いをするかもしれません。あなたは、近隣の人びととしっかりコミュニケーションをとる準備をしなければいけません。状況についての話し合いを持たないことが失敗の原因となるのです。あなたは近隣の人びとに対し、患者が起こす訳のわからない振る舞いについてお知らせを書くこともできるでしょう。「私の母が同居することになりましたが、母はアルツハイマー病を患っています。母がノックもせずに皆様の家に上がりこみ、何か失礼なことをするかもしれません。そのような時には、母をいったん招き入れてくださったうえで、すぐに私どもにご連絡くださいますようお願いいたします。電話番号は以下のとおりです」などです。

患者との同居を決めたらすぐに、経済的なサポートを含めた法的な高齢者介護に関する手続きの相談をするとよいでしょう。たとえばもし、患者が今まで生活していた家の所有者である場合、あなたが行おうとするケアの支払いのために、その家を売却する必要があるかもしれません。二〇〇一年のアルツハイマー病協会の報告によると、アルツハイマー病の患者一人のケアにかかる費用は、年間で約一万二千五百ドル（約百四十万円）といわれています。また、身体の問題や医療に関する事柄などが法的委任権などの書式のなかにしっかりと条項として盛り込まれているかどうか、確認をすることも大切です。

患者との同居は、必ずしも最後まで継続させなければならないものではありません。もしある時点で、家族がこれ以上同居は難しいと判断するならば、その他の方法を探していけばよいのです。

✥ケアの共有✥

ケアの共有は、ケアパートナーが活用できる最も有益な選択肢の一つです。一般的には、サポートグループ内のケアパートナー二、三人がお互いのスケジュールを調整し合い、ある一定の期間、一人のケアパートナーが何人かのアルツハイマー病の患者のお世話をし、次の期間は別のケアパートナーに交代するといった方法を取ります。こうした方法は、ケアパートナーにリラックスできる時間を提供するとともに、他のケアパートナーたちがあなたの状況を真に理解してくれるだけに、彼らととても良い繋がりを生むことにもなるのです。もし何かうまくいかないような状況がある場合でも、ケアパートナー同士ならば率直に話し合うこともできます。たとえば、あるケアパートナー同士がしていたこんな会話を聞いたことがあります。「あなたの奥さんはとても良い人ですが、私のペチュニアの花壇におしっこをしてしまうんです。何か別の調整をしなければならないと思いますよ」。

ほとんどの場合、ケアの共有の調整は、誰かがサポートグループで言い出す程度のごく簡単な形で始まり、ケアパートナーたち自身がプランを考えていくのです。サポートグループの参加者は、たいてい同じ地域から参加している人たちの場合が多く、また似たような仕事や民族的な背景を持っています。そのため、参加しているケアパートナーたちにとっては、お互いを理解しやすいばかりか他の人の家に出向いた場合でも患者に安心感を与えることが多いのです。しかし、ケアの共有は初回のサポートグループの会合から始めるべきではありません。ケアパートナーは、まずお互いをよく知り合い、お互いに興味を持ち合い、そして他の人たちが抱いている恐れや不安についてしっかりと知っていくことが大切です。

ケアの共有を調整するときには、まずケアパートナーと患者との顔合わせを計画します。お互いに興味を持ち、信頼をおくことができなければ、ケアの共有は不可能なのです。

✥ケースマネージメント・プログラム✥

患者が、同じ地域に住むケアパートナーと一緒に生活ができない場合、家族メンバーは一般的にケースマネジャー（患者のケアに関するプランの作成と調整を行うソーシャルワーカー）を雇うことになります。州によって運営されている地域の高齢者協議会は、プログラムのガイドラインを持っているため、質の高いケースマネジメント・プログラムを探すのにはうってつけの場所でしょう。米国ケースマネジメント協会では、州ごとのケースマネジャーの一覧を名簿やネット上で公開しています。

ケースマネジャーは、まずアルツハイマー病の患者の家を訪れ、患者と家に関して、安全、環境、経済状況などに焦点を当てたアセスメントを行います。ケースマネジャーは、在宅ヘルスケアの事業所のサービス、個別緊急対応システム、給食サービスからの食事の宅配など多くのサービスの手配を調整することができます。

ケースマネジメント・プログラムは、可能な限り、そして願わくば疾患のすべての過程を通して自宅で生活をしたいと考えている患者にとっては理想的なプログラムなのです。患者の収入によっては、メディケアやメディケイドなどの保険からサービスにかかるお金が支払われることもあります。長期の保険契約のなかには、プログラムによって患者をナーシングホームに入所させずにすむ場合、その費用を補完するものもあります。

しかし、ケースマネジメントの弱点の一つは、そのサービスにかかる費用といえるでしょう。その幅は、一週間七、八百ドル（約八、九万円）で受けられる個別サービスから、年間五万ドル（約五百五十万円）が必要となる二十四時間ケアのサービスまでさまざまです。さらに患者は、自分では何もできなくなったという感覚を経験することにもなります。ですから、良いケースマネジャーは、できるだけ患者の意思決定権に対する感覚が維持できるよう努力するのです。

一般的に疾患の初期段階にある患者は、ケースマネジメント・プログラムを歓迎する傾向にあるようです。患者の認知機能が、家での生活を継続できる程度にしっかりしているならば、患者はケースマネジャーとうまく協力し合えるでしょう。

✣デイケア・センターや健康センター✣

アルツハイマー病の初期から中期の段階にある患者のために活用できるその他の場所としては、健康センターやデイケア・センターがあります。健康センターでは、家の外で行うさまざまな活動が提供されています。こうしたセンターには、訓練されたスタッフや看護師を配置することが決められています。デイケア・センターも似たような施設ですが、こちらでは訓練されたスタッフや看護師の配置が決められているわけではありません（訳注：日本のデイケアの設置基準とは異なります）。

デイケア・センターを利用する場合には、プログラムを運営するスタッフが認知症患者との関わりについてしっかりと訓練を受けているのかどうかを確認しておく必要があります。うまく運営されているプログラムであれば、必要なら入浴や昼寝をはじめ、食事や時間構成などケアパートナーに休息を与える時間を提供してくれるでしょう。患者は、余暇の時間を持て余してしまうことが多いので、楽しく、社会的な関わりがあり、また何かを達成できる機会が与えられるプログラムに参加することはとても理にかなっているのです。しかし、うまく機能していない患者にとっては、あまり良い選択肢にならないこともあります。また、もし認知症が進んでいる他の患者と多くの時間を過ごさなければならない場合には、そのことが原因になって抑うつ的な気持ちになることもあります。また、疾患の後期を迎えている患者には、これらのプログラムが「座って」行う活動ではないため、あまり適切なプログラムとはならないでしょう。

ブルースの家族は、話し合いの結果、週に三回彼を健康センターのプログラムに参加させることで、身体的にも精神的にも彼の生活を豊かなものにしていくことができると考えました。そしてプログラムに参加させてみると、七十八歳のブルースは多くの事柄に関心を向けるようになっていったのです。また、「家にいる」ときも、彼の仲間と一緒に散歩に出たがるようになりました。彼は、プログラムで何をしたのかを正確に覚えていることはできませんでしたが、聞かれると、「なんだか忘れちゃったけど、とても良かったよ」と答えるのでした。

ブルースの家族にとって、彼が社交的で、新しい可能性に対して積極的であったことが幸いしました。しかし、多くのケアパートナーは、まずアルツハイマー病の患者を健康センターのプログラムに参加させるために説得することが難しいと考えるでしょう。患者にとって変化することは、怖く、また混乱を引き起こすものだからです。そうした状況のときに、患者とケアパートナーの両者が、より気持ち良く行動を起こすことができるようになるいくつかのテクニックを次に示しましょう。

プログラムを話題にし始める際、患者には、プログラムが必要だと言うのではなく、「健康センターのプログラムで患者を必要としている」と説明しましょう。患者が機能的にまだしっかりしているならば、センターで食事やプログラムの準備、また車椅子の介助や詩の朗読、歌のサポートといった手伝いをしてくれるボランティアを必要としていると説明してもよいかもしれません。もしこうした説明がうまくいかない場合や使えなくなってしまった場合には、あなたには買い物に行ったり、庭仕事をしたり、家の周りの仕事を終えてしまう時間が必要であり、患者がプログラムに参加してくれることでそれが可能になるのだと説明をするとよいでしょう。

アルツハイマー病の患者がどれぐらいの期間センターのプログラムに参加するのか、その期間を明確にしておくこともよいでしょう。たとえば、「今週だけ試しに参加してみようよ。今週は私もしなければならないことがたくさんあるし」などと言うこともできるでしょう。そして次の週には、また同じ頼み方をしていくのです。患者が信じないとしても、プログラムが患者にとって良い選択であるということを粘り強く自信を持って伝えていくことが必要です。健康センターのスタッフは、拒否的な患者の扱いには慣れていますし、マイナスをプラスに変えていくことに非常に長けているのです。

センターに到着した時点で患者が躊躇するような場合には、訓練されたスタッフに毎日付き添ってもらって施設に入るようにすることが大切です。もしあなたが車を運転しているならば、スタッフに車のところまで来てもらうとよいでしょうし、バスを利用するならば、バスの運転手に家の玄関まで来てもらうとよいでしょう。スタッフは、渋っている患者の扱いに関して訓練を受けていますので、ケアパートナーやその他の家族のメンバーよりも喜んでついていくことが多いのです。もし患者が着替えを拒否するようならば、パジャマのまま送り出しましょう。センターにはそうした状況に備えて着替えが置いてあります。

センターでは、患者がプログラムを楽しんでいる様子などを、写真やビデオに撮っておいてもらいましょう。患者が一日の終わりに、今日はひどい目にあったもう明日は行きたくないと訴えたときには、写真を見せることで、どれだけプログラムが楽しかったのかを思い出させることができます。またそのことで、そこへ送り出さなければならないあなたの気持ちをも和らげることができるのです。

・13・

自宅を出てケアを受ける

良い判断
それは　乗り越えてきた数々の恐怖と
置き去ってきた数々の手荷物のなかから
生まれてくれる

アルツハイマー病の中期にあった八十二歳のマルは、十代の二人の孫を含む娘家族と一緒に暮らしていました。マルがアルツハイマー病の診断を受けるずっと前から、娘とその夫は、彼らの母親の世話は自分たちが行っていくべきだと考えていました。しかしあるとき、孫の一人が友人を家に連れてきたとき、マルが突然下着姿のままで居間に現れ、乱暴な声で「どろぼう、どろぼう、どんぐり！」と叫んだのです。彼女は明らかに興奮しながら玄関のドアノブをガチャガチャと動かし、家の外へ出て行こうとしていました。

その夜遅く、マルの娘は、二人の子どもたちがポーチで話し合っているのを聞きました。彼らは、おばあちゃんが引き起こした「最悪な赤っ恥」に関して話をしていたのです。「ねぇ、どうする？あたし、おばあちゃんと一緒にいたくない。おばあちゃんがすべてをめちゃくちゃにしちゃうんだもん」と一人が言うと、もう一人も同じように腹立たしげに言いました。「あたしは、できる限りこの狂った家に近づかないわ。ママとパパはいつも、おばあちゃんの面倒を見るって約束したんだって言うばっかり。あたしたちはどうなるのよ」。

社会性や抑制力や判断能力の欠如、そして失語などは、アルツハイマー病の中期に見られる特徴的な症状です。彼女の孫たちから発せられる否定的な振る舞いは、彼女をよりいっそう混乱させてしまう原因となるのです。家族のことを考えると、この時点でマルはアルツハイマー病の患者のためのケアが受けられる施設などに移るべきだったかもしれません。そうすれば、家族はマルを訪れて家族としての関わりをもっぱら前向きな姿勢で持つことができたでしょう。こうしたより適切な状況に置かれることによって、家族全員が罪悪感や拒否的な感情を抱かずに幸せで心地良くいられるのです。

ミカエルとジェニファー兄妹のケースも考えてみましょう。彼らの母親が亡くなった後、彼らは父親のリネートに「一生」自宅で面倒を見ると心から誓いました。リネートは妻、つまりミカエルとジェニファー兄妹の母親を自宅で世話し、そして今、子どもたちにも同じように自宅での世話を期待していたのです。ですが、二人とも父親がアルツハイマー病になるなどとは予想もしていなかったのです。疾患の進行に伴いリネートは一人で暮らすことが難しくなり、介護の問題が持ち上がってきました。誰が彼の食事を準備するのか。誰が彼の内服の確認をするのか。息子のミカエルには彼自身の問題があったため父親の世話をすることが困難でした。そのため、彼は毎日ジェニファーに電話をかけてはリネートを彼女の家で引き取ってくれるよう頼み始めたのです。「でも、お父さんは家を離れないわ。それに、自分の家にいていいって約束してしまったし」。ジェニファーは、父親の認知症という疾患に直面してでさえも父親の願いと相対することに無力さと悲しみを感じていたのです。彼女は、「お父さんは大丈夫。毎日様子を見に行ってるし、ドアには鍵をかけているし。ピザだって届けてる。お父さんは家から出たがらないし、一日中座ってテレビを見ている。これ以上、何ができるって言うの。でも、それが彼の生活なんだから」と、そう自分に言い聞かせていました。

その夜も、リネートは鍵のかかった家に一人でいましたが、毎晩寝ているテレビの前の椅子で目が覚め、そのままキッチンに入って行きました。彼はガスをつけ、お茶の入ったやかんを火にかけて椅子に戻りました。そして、そのまま寝入ってしまったのです。やかんは焦げ付き、カウンターにあったキッチンペーパーに火がつき、そのままカーテン、キャビネット、壁へと燃え移っていきました。リネートは煙探知機の音で目を覚ましましたが、それが何の音なのか理解できませんでした。消防隊員が彼を見つけたとき、彼は炎を見つめながら、鍵のかかった正面玄関の近くで呼吸に苦しみつつうずくまっていたのです。消防隊員の到着があと少し遅かったら、リネートは亡くなっていたかもしれません。

父親の病状の進行に伴ってケアの必要度に変化が生じ、苦渋の決断ではありましたが、ミカエルとジェニファーの計画も変更せざるを得なくなりました。もしリネートが子どもたちの誰かと暮らすことが不可能だったとすれば，訪問看護サービスを受けること，デイセンターに通わせること，またナーシングホームに入所させることなどが適切な選択肢であったでしょう。そして，その決断は罪悪感からではなく，父親に対する愛情から生まれるものとなったはずです。

家族というのは，緊急な問題で親が短期間入院したときのほうがより簡単に集まれるものです。しかしそれが，長期，そして「生涯にわたる」ケアとなると，なかなかそうもいかない難しい問題となるのです。計画は，定期的に見直しが行われ，修正されていかなければなりません。両親と他の家族に対する約束は，周りの状況がそれを保証してくれる限りにおいて果たして行くことが可能なのです。また約束は，罪悪感のうえに結ばれ，守られていくべきものでもないのです。

多くの子どもたちが，〝決してナーシングホームには入れない〟と両親に約束をします。両親の認知機能が保たれており，自立したケアができている時期に交わされるこうした約束が，試行錯誤を繰り返した末にナーシングホームへの入所しか道が残されていない状況に至ったときに，子どもたちを罪悪感で打ちのめしてしまうことがあります。親のケアに失敗した，両親や他の家族との約束が守れなかったといった感覚は，ことのほか悲痛な経験です。しかし，そうした思いは例外なく，疾患が進行する前に，また適切な診断を受ける前に交わされた約束であるがゆえに，両親をむしろ適切でない状況や最善のケアを受けられない状況に置いてしまう原因になります。

状況がそれほど複雑ではないときに交わされた他者との約束を，アルツハイマー病という疾患が加わり、著しい変化を引き起こした後でも守り抜くことはとても難しいことです。疾患は、とるべき判断を困難なものにし、新たな計画の立案を必要とします。こうしたときには、あなた自身の指針として〝愛〟に忠実になるとよいでしょう。私は患者を十分に愛しているだろうか。患者の幸せをしっかりと考えているだろうか。誰かが私よりも良いケアをしてくれるならば、たとえ患者の憤りがしばらくの間私に向けられることになっても、それを受け止められるほどに私は患者を愛し、患者の幸せを願っているだろうか。患者とその家族にとっては、在宅でのケアが必ずしも理想的な選択肢とはなり得ないことも多いのです。

もしあなたが、親を在宅でケアしているとしましょう。あなたが何かの仕事で外出した場合、もう家には戻りたくないと感じるなら、それはあなたがケアを断念するときなのです。それは、患者と一緒にいることに対する否定的な気持ちが肯定的な気持ちを完全に凌駕していることの表れだからです。ハビリテーションの鍵を実践していくうえでは、愛情、信頼、安らぎを欠かすことはできません。もしこうした感受性を持ち得ないならば、患者に力を与え、安らぎを提供することはできないでしょう。そうした時が来たならば、とるべき次のステップに踏み出していくことが必要になるのです。

適切な選択がなされていくならば、次に示したこともアルツハイマー病患者が威厳と自己尊厳とを保ちながら生活していく手助けとなるでしょう。

グループホーム／養護ケア施設　何人かのアルツハイマー病患者が、ケア提供者の家で共に生活をします。

介護生活センター　介助は最小限で十分ですが、日々の生活の監督と活動に関する援助を必要とする人（およびその配偶者）を対象とした施設。

アルツハイマー介護生活センター　アルツハイマー病患者（およびその配偶者）の必要に応えるためにデザインされた施設。

ナーシングホーム　心理社会的、また医学的に重度の問題を抱えた患者を対象とした施設。

特別ケア病棟　介護生活センターやナーシングホーム内で、認知症の進行した人のために特別に設置されている病棟。

これらそれぞれのサポートシステムは、単に時間稼ぎができる施設なのではなく、むしろ患者とケアパートナーの両者が成長していくためのさまざまな可能性を提供してくれるものなのです。

✣ グループホーム／養護ケア施設 ✣（訳注：日本の認知症グループホームとは多少異なっている）

グループホームでは、何名かのアルツハイマー病の患者がケア提供者の家で一緒に生活をします。一般的に、このすばらしくも極めてまれなケアの場は、家族のメンバーが愛する誰かを家でお世話している際、家に空間的な余裕があるために、誰か他の人も家に招いて有料で住まわせたことがもとになって作られました。

たいていのグループホームには、五、六人程度の人たちが共同で生活をしています。それぞれの人たちには自分の部屋があり、居間、食堂、そして台所を共有するのです。その意味では、普通の家の状況とほとんど変わらないのですが、違っているのは、家族のメンバーが（または専門的なスタッフが）その家に泊まっていくことです。ケアパートナーは、たいていアルツハイマー病の患者と関わる訓練を受けています。そして、アルツハイマー病の患者の楽しい活動や仕事、外出などの手助けをしてくれるのです。これは、在宅ケアに限りなく近い形です。

この本で紹介しているハビリテーションの技術は、こうしたケアの形に非常に適しています。なぜならば、患者が達成感を味わえる非常に良い機会が生まれますし、最善の環境作りのために家全体を修復していくことも可能だからです。私がデザインを手助けした家では、それぞれの入居者の部屋の色をさまざまな鮮やかな色で塗り分けました。そうすることで、部屋をわかりやすく心地良く、そして個性的に変えていったのです。それぞれの入居者は自分の部屋で一人で過ごすこともできますし、関わりが持ちたければ他の入居者はすぐ近くにいますから孤独感や寂しさを和らげることもできます。それぞれの入居者へのケアは個別的でなければなりません。それぞれのスケジュールと日課とがなければならないのです。

残念なことに、グループホームは第三セクターからの経済的な支援を受けてはいませんので、あくまでも個人的な負担として支払うことが基本となっています。そのため、かなり高額なコストがかかることもあるのです。もしグループホームの利用が可能な場合、まず当座の費用がどの程度必要なのかを調べ、それらが本当に必要な経費であるのか、またその用途が具体的に示されているかどうかを確認する必要があります。ケア提供者は、患者を入所させて金儲けをしようとしているわけではないはずです。彼らは適切な訓練を受けているべきであり、アルツハイマー病患者が必要としているニーズを理解できなければなりません。状況を照会するために、他の入居者家族の話を聞いてみることもよいでしょう。また、地域事務所で確認をとるのもよいでしょう。

✣介護生活センター✣

介護生活センターは、方向感覚や入浴、食事の準備や服薬などに関して、最小限の援助を必要とする高齢者（およびその配偶者）を対象とした施設です。アルツハイマー病患者を対象とした介護生活センターは、ナーシングホームへの入所にまでは至っていない患者の必要度に見合うようデザインされている施設です。

介護生活センターを評価するためには、次に示す要素を確認するとよいでしょう。

快適な立地　定期的に、家族や友人が訪ねることができる場所ですか。

施設の案内　施設見学をいつでも行っていますか。施設側は、案内人付きの見学を強制していませんか。あなたは、いつでも利用者の視点に立って施設を眺めることができなければなりません。もし案内人が付かないならば、スタッフの案内によって、あなたが見落とすかもしれない場所やプログラムを示してくれるでしょう。

患者の管理　アルツハイマー病の患者が、外や建物の他の場所にさまよい出てしまわないように、危険から守られていますか。ドアアラームや監視カメラなどの安全と緊急システムが設置されていますか。

訓練　スタッフは、アルツハイマー病の患者と関わるための特別な訓練を受けていますか。全国アルツハイマー病協会やその支部では、スタッフの教育に関するパンフレットを提供しています。詳しくは、後述する特別ケア病棟の項を参照してください。

スタッフ　スタッフは、入居者と関わるという彼らの仕事を楽しんでいるように見受けられますか。スタッフ人員の比率は、患者個々人へ注意を払い、ケアを適切に提供できるものですか。スタッフの比率は、少なくとも八人から十二人の入居者に対して一人のスタッフが置かれていなければなりません。スタッフはあなたに対して親切ですか。

臭気　嫌な臭いの広がりは、衛生面の不備を知る一つの指針となります（患者の部屋の外から来る嫌な臭いは、たいてい何かの偶然によることが多く、施設内の清掃の不備を示すものではありません）。

共有空間　社交の場として集いやすく、感じの良いデザインになっていますか。椅子は座り心地が良く、会話が弾む場所となるよう、それぞれの顔が見える位置に置かれていますか。

個人空間　それぞれの患者は、思い出の品や写真などで自分の部屋を自分らしく飾ることが勧められていますか。

すべての空間　施設の環境は、訪問者のためではなく、アルツハイマー病の患者のためにデザインされていますか。

活動プログラム　活動プログラムは、アルツハイマー病患者の興味をそそるようなものですか。

屋外活動　屋外で活動を行える機会や場所がありますか。

家族の関わり　センターは、ケアプランの立案に関して、家族の意向を取り入れようとしていますか。

食事　食欲をそそるものであり、栄養価が高く、機能が低下してきているアルツハイマー病患者に適したものですか（「・*8*・」を参照）。

照会　施設では、他の入居者の家族の名前や連絡先を提供してくれますか。

仲間同士の関わり　もしアルツハイマー病の患者が他の入居者と一緒に生活している場合、他の入居者が、認知症を患っている人に対して間違った関わり方をしていませんか。こうしたことは、他のアルツハイマー病の患者の家族と話をしてみるとよいでしょう。

介護生活センターに患者が入所する前に、ファイナンシャル・プランナーと相談をすることも重要なことです。たとえば、もし患者がもっと専門的な施設に移らなければならないような場合、後になって必要となる費用の多くを短期間で使い果たしてしまう可能性があるからです。また、介護生活センターでは、アルツハイマー病の患者は短期間しか適応できないかもしれません。そして、疾患の進行に伴って再度施設を移っていくことは、患者とパートナーの両者にとって大きな傷となることがあるのです。

しかし、介護生活センターは、居宅ケアの狭間に陥ってしまいがちな多くのアルツハイマー病患者が、その編み目からこぼれ落ちていかないように防止ネットとしての役割を張り巡らしていることは事実です。こうしたセンターでは、初期段階にある患者に継続的な自立と可能な限りの生活の質の向上を提供しているのです。というのも、入居者は自分の家具をそれぞれ持ち込んでいるため家での生活からの移行が簡単に行えることが多く、また疾患が進行してもなじみの環境にあることが大きな安らぎを与えることになるからです。さらには、他の入居者との交流が、ケアパートナーと患者にとっての思わぬ幸運となることもあるのです。

ナーシングホーム

クリスティーンが、彼女の義理の父親であるメルのナーシングホームへの入所を考えていた時期のことでした。クリスティーンはサポートグループで、彼女が抱いていた失敗感について語ってくれたことがあります。「なんとなく、義父《ちち》を見捨てるような気がするんです。施設の人たちは、私や夫が知っているようには義理の父のことを知らないわけですし」。

クリスティーンは、今とは違う生活の場を探し始めることになったその理由をしっかりと心にとどめておく必要がありました。メルは、クリスティーン（三人の子どもの母親でもあるのですが）の手に負えなくなってきました。彼女の夫はなんとかサポートに回ろうとしていましたが、父親の衰弱を目にすることで心を乱されることなどもあり、二人の関係は次第に希薄なものとなっていきました。メルは週に何度も家から外へとさまよい出るようになり、クリスティーンが止めようとすると激しく彼女を脅すようになったのです。さらに、夫の親戚は誰も彼女に手を貸そうとはしませんでした。要するに、良い専門的なケアを探すほかに道はなかったのです。

サポートグループでは、クリスティーンが必要としていた安心を与えました。彼らは、メルを良いナーシングホームに入所させた彼女の決断が、彼女の愛から出た行為であること、その結果、不安や苛立ちは少なくなり、徘徊も問題とならなくなったほど安全な場所を提供できたと言ってくれました。また、そのナーシングホームのスタッフは、八時間交代で仕事をしていました。つまり、どの時間帯のスタッフも、リフレッシュして仕事に戻ってくることができる施設でした。今後、クリスティーンがメルを訪ねるとき、その訪問は温かく意味深いものになるでしょうし、彼女自身も家族とのより充実した生活を楽しむことができるようになるでしょう。

ケアの提供過程において、ある時点における最も適切なケア方法とは、責任の一部をナーシングホームのプロのスタッフにゆだねるということであるのかもしれません。家族がナーシングホームのベッドを探すのは、計画的に転居を考えるというよりは、むしろ家族が危機的な状況になったときであることが多いのです。こうした転居の計画は、患者に残っている管理能力と意思の力とを信頼し、転居の過程に患者自身を参加させていくことで非常に有益なものになります。

こうした施設を表すさまざまな名称は、時に混乱のもとになります。最もよく使われる名称には、地理的な違いもありますが、ナーシングケアまたはヘルスケア・センター、ナーシングホーム、療養所（レストホーム）、養護ホーム（フォスター・ケア・ホーム）、アダルトケア・センターまたはホーム、アルツハイマー・センター、または特別ケア病棟などがあります。最後の二つは、アルツハイマー病の診断か、その他の進行性の認知症の診断を受けている人だけを対象として設置されている施設です。それについては、後の章で話をします。

ナーシングホームは、さまざまな認知症の患者に対してケアを提供している施設です。しかし、多くの施設がまだ十分に整っているとはいえない状況にあります。ですから、その施設を訪れ、中をよく見てまわり、施設の内外の人たちから話を聞くことが必要になります。もし、その施設に何らかの疑問を感じる場合には、高齢者協会やあなたが住む地域の公衆衛生局、地域事務所や近隣の人たちに確認していくことが大切でしょう。あなたの大切な人のための家を選んでいるわけですから、もし事前に計画を立てているならば、複数の選択肢を準備しておくべきでしょう。

アルツハイマー病の患者を良いナーシングホームに入居させることで、あなた自身が患者に提供できる以上の良いケアが提供されていることがわかり、安心と満足とが得られるのです。さらには、あなた自身も患者を訪れることができ、継続的に愛を持って関わることも可能になるのです。長期的なケア施設というものはその地域によって非常にさまざまですが、あなたが選択する施設にも、最低限の基本的な特徴が備わっているべきでしょう。理想としては、特別ケア病棟（後述を参照）を見つけるとよいでしょう。しかし、こうした病棟でさえも、すべてに鍵が掛けられているような施設から完全なハビリテーション・プログラムを行っているところまでさまざまなのです。長期ケア施設を選ぶときには、早い段階に全米アルツハイマー病協会のパンフレットを入手し、それを読むことを忘れないようにしましょう。

ナーシングホームの評価をする場合には、先に介護生活センターの評価ポイントとして示した部分と同様の評価をするとよいでしょう。

家族会　施設では、自分で発言することができない患者の家族によって運営され、スタッフメンバーが所属しない家族会があるかどうかも確認しましょう。こうした会は、家族が一緒に不安やアイデアを話し合える機会となるのです。信頼のおけるスタッフが、グループ間の調整役や運営の手助けとなることもあります。また、自分で発言ができる入居者のためには、入居者会が設置されているべきです。施設ではこうした会が定期的に開かれているのかを確認し、一つのグループに参加が可能かどうかを聞いてみるとよいでしょう。

家族のサポートグループ　施設に関する協議を行う家族会とは異なり、家族のサポートグループは進行役によって導かれ、アルツハイマー病の患者に関わるうえでの情緒的な側面に関する話し合いがなされます。こうしたサポートグループが、家族と患者に対して非常に有益であることがいくつかの研究においても示されています。もしこうした会が定期的に開かれているならば、参加してみたいと思える会かどうか、一つか二つの会に試しに参加してみるとよいでしょう。

医師　施設の医師に好感を持っていますか。この人物が、あなたの愛する人に対する医療ケアの最終決定を行うのです。その人は、地域におけるアルツハイマー病の患者の権利擁護に関して評判が良いでしょうか。他の入居者家族に、医師とどのような関わりを持っているか聞いてみてもよいでしょう。

調査データ　施設に関する州の最新調査を見せてくれるよう頼んでみましょう。これは公的な情報で簡単に入手できるべきものです。こうした調査の責任を負っている部署は（その名称は、公衆衛生局のさまざまな名前がついていることが多いですが）、メディケアやメディケイドを受け付けているあらゆる施設について毎年評価を行っており、その報告書は一般に公開されています。入居する施設は最高の評価を受けているべきですが、もしそうでないならば、管理者は欠点のいくつかを簡単に示すことができるはずですし、またそれらの欠点の改善に向けての努力も示すことができるでしょう。

メディケイド　そのナーシングホームでは、メディケイドによる支払いを受け付けていますか。多くの施設では受け付けてはいません。患者が資金のすべてを使い果たしてしまったときには、メディケイドがナーシングホームでのケアに関する支払いを行います。

最初に行った近くのナーシングホームにすぐに決めてしまうのではなく、いくつかを見学したうえで選ぶようにしましょう。予告なしに施設を訪れてみるのもよいでしょう。あなたの勘に頼ってみることも一つの方法です。家族が施設の中を見て回ると、たいていその場所について抱いた感じも家族内で違うようです。その感じは、否定的なものであるかもしれませんし、必ずしもそうではないかもしれません。良い施設には、温かく家庭的な雰囲気があるものです。それは、スタッフと入居者との関わりが親密であり、また栄養プログラムから運営にいたる、ナーシングホームのあらゆる側面に関する考え方がすべてポジティブなものであることの証なのです。

アルツハイマー病であることが診断されたらすぐに将来的な長期のケアに備え、法律的な準備計画を立てていく必要があるでしょう。弁護士やこうしたことを専門とする会計士などに相談するとよいでしょう。「・*3*・」に、委任権やリビング・ウィルに関する詳しい情報を記してありますので、参照してください。ナーシングホームへの入居を保証する保険はそれほどありません。アルツハイマー病やその他の進行性の認知症を患っている患者の多くが、長期ケアの保険が彼らの状況をも保証するものだと信じ込まされているのです。しかし、たいていの場合、そこまで保証されてはいないのです。

保険の説明文をよく読み、「認知機能」障害や「精神的な能力低下」、また「認知症」といったものが除外されていないかどうか、しっかりと確認しましょう。州によっては、介護生活センター、養護施設、退役者センター、そしてナーシングホームにおける一部のケアに関しては、その一部を保証する特別プログラムを有していることもあります。あなたが居住する州の高齢者サービス課で確認してみてください。サービスのいくつかに関しては、メディケアが支払ってくれるものもあります。

実際に患者をナーシングホームへと連れて行く瞬間は、心の痛む経験となるかもしれません。しかし、そうした経験を悲惨だと思う必要はまるでないのです。まず、患者が到着する前に、患者の個人的な持ち物のいくつかを新しい部屋に入れておきます。そうすることで、なじみの品々が患者を出迎えてくれることになるのです。また、洋服はしっかりとタンスの中に入れ、思い出の品々は棚の上に飾っておきます。また患者は、まるでどこかに旅行に出かけるかのように、スーツケースでやってくる必要もないのです。最も重要なことは、新しい部屋に、かつての家にあった匂いがするということなのです。たとえば、お気に入りのシェイビング・クリームだったり、石鹸だったり。

患者と多くの時間を過ごすことになる人物やスタッフに、ドアのところまで迎えに出てもらうようにしましょう（前もって、誰が担当になるかを確認しておきます）。そして、その人物に後を譲り、患者に施設の案内や他の入居者の紹介をしてもらいます。スタッフメンバーはこうしたことを定期的に行っているので、それらを適切に行う方法を知っています。

もし患者が車から出たがらない場合には、スタッフにその場を任せましょう。アルツハイマー病の患者はケアパートナーをコントロールする方法を修得していることが多く、怒りや苛立ちを、不快な気持ちを伝える手段として用いることがあるのです。患者はスタッフのことは知りませんし、スタッフと以前に関係があったわけでもありません。ですから、患者はスタッフにあえて「支配権を握っている」と主張する必要はないのかもしれません。ナーシングホームに入ることや、有能な専門のスタッフに任せることは、実際に大きな安心を与えるものであると思われますが、患者自身がそれを認めたくない場合もあるのです。

患者の部屋に着いたならば、三十分か一時間ほど一緒に過ごし、立ち去る理由を告げます。前もってその理由は考えておきましょう。もしお昼時ならば一緒に食事をし、食堂でお別れのキスをしてからその場を後にします。前もってスタッフと帰るときの計画について話をしておくとよいでしょう。もし患者が怒りだしたとしても、それは必ずしも悪い徴候ではなく、ごく普通の反応なのです。患者の後ろ向きな気持ちも時間とともに消失し、だんだんと施設になじんでいくことでしょう。

ケアパートナーと一緒に暮らしてきた患者がナーシングホームに引っ越していくとき、ケアパートナーは往々にして、愛すること（育むこと）の大切な部分を放棄してしまったような罪悪感を抱いたり、また他人がそうした視線を向けるのではと不安になることがよくあります。入居の必要性が明確であったとしても、その事実はケアパートナーの自尊心に痛烈な一撃を与えるものともなるのです。また、ナーシングホームへ入所させることで、そこのスタッフと競い合うような競争心が生まれることもあります。もしこうした反応を抱くような場合には、この変化をケアの共有の機会と受け止めることが必要です。

患者を専門的な設備の整った家に入所させた後は、あなた自身のケアをしましょう。そして、長期的なケアにおいて、あなたは重要な存在なのであり、しかもそれはまだ続けられていることを認識できるようしばらく休息の時間をとりましょう。ほとんどの施設では、新しい入居者となった患者も同様なのですが、状況に適応するためにしばらくの間お互い距離を置くことを勧めています。四、五日あれば、あなたも必要な休息を取れるでしょうし、患者にも新しい環境や人びとに適応するための十分な時間となるのです。また、しばらく留守にすると告げた――それは、患者が適応するための小さな嘘なのですが――患者と連絡を取り合うためには、電話で話をするとよいでしょう。

いまや、ケアは他の人たちと共有されることになったわけですから、大いに患者の新しい家を訪れましょう（ナーシングホームは、患者にとっての新しい家であることを覚えておいてください）。訪問時には、活動やプログラムのスケジュールを確認し、患者がそうした社会活動を行っていない時間に訪ねることが必要です。時間は三十分から一時間程度とし、患者の新しい日課を邪魔せず、十分な関わりが持てる範囲で計画しましょう。しかし、このことは一つ心に留めておく必要があるかと思いますが、患者は意外にあっさりとあなたに注意を向けなくなることもあるのです。

あなたの愛する人に関する情報の提供は、看護スタッフやその他の専門のスタッフが患者の長期記憶とのつながりを持つうえで、とても重要になります。それは、患者が以前行っていた日課が、新しいケアプランの基礎となるからなのです。たとえば、患者の好き嫌い、食べ物の好みなどをしっかりとスタッフに伝えておくことで患者が適応していく過程をより好ましいものにすることができるのです。また、趣味の活動は、個人的なレクリエーションの時間としてすぐにでも始めることができます。身体的な活動も重要です。患者を訪ねたときには、外出したり、施設の周りを散歩するのもよいでしょう。また患者には、これまでと同じだけの馴染みの人が必要になります。ですから、家族や友人などに患者を訪問するよう勧めてください。ですが、訪問も一人ずつだと患者に対する刺激のレベルとしては低くなってしまいます。

患者が楽しめそうな品物のいくつかを、ナーシングホームへ持っていくこともできるでしょう。たとえば、患者は家族の声が録音されたテープを聴くのが好きかもしれません（テープにはラベルをつけ、スタッフにもわかるようにしておきましょう）。患者が好きな食べ物を差し入れてもよいでしょう（同じように、すべてに名前をつけ、ナーシングホームの冷蔵庫に入れておきます）。また、訪ねたときにあなたと二人で眺められるような、アルバムを持っていくこともできます（もしアルバムを置いていく場合、すべての写真にラベルをつけ、スタッフが患者と一緒に写真を眺めるときに、その場面について説明ができるようにしておくとよいでしょう）。

患者を二、三時間から丸一日、あるいは週末の間など、しばらくホームの外へ連れ出したいと思うなら、それが良い考えであるかどうか、スタッフのアドバイスに従いましょう。そして、起こる可能性のある危険を判断したうえで、スタッフと一緒に手続きをします。患者を外に連れ出すということは、次に述べるケアパートナーのハンターがそうであったように、考える以上に複雑な状況になることがあります。

ハンターは、介護生活施設に入ってまだ二週間しかたっていない兄のジェリーを、日曜日にドライブに連れ出し、一緒にアイスクリームを食べに行く計画を立てました。彼らが戻ってきたとき、兄弟はお互いに抱き合い、ハンターはすべてがうまくいったと確信していました。

しかし、ジェリーが部屋に戻る途中、大きな振り子時計に目に留めると、「六時だ。私の夕食はどこだ」と大きな声を出し始めたのです。

「何かあるか、見てきてあげるよ」と若い助手が言うと、「私のを見つけて来い！　みんなと同じように夕食が食べたいんだ。すぐにだ。今すぐ！」と声を荒げ始めたのです。

ジェリーがこのような過激な反応を示したのは初めてのことでしたが、それは外出が彼を混乱させ、戸惑わせたことによって起こったものでした。彼は混乱のなかで、一生懸命コントロールできる何かを生活のなかから探していたのです。そして、その一つが食事だったのです。スタッフはしばらくの間、頻繁に施設を訪問するようハンターに助言しました。

スタッフとのコミュニケーションを深め、一緒に関わることを学ぶことで、経験がすべての人にとってより良いものに変えられていくのです。

✣特別ケア病棟――SCU✣

特別ケア病棟は、介護生活施設やナーシングホーム、またその他のケア施設内にあり、進行性の認知症患者のために特別に設置されているユニットです。こうしたユニットの様子は、施設ごとで違いますが、ドアに鍵が掛けられているほかはその他の施設と何ら違いがないと感じるかもしれません。また、施設によっては、特別な考え方や訓練されたスタッフの配備、さらには、アルツハイマー病患者の特別な要求に応える環境が整えられているかもしれません（あなたの居住する地域のアルツハイマー病協会に問い合わせれば、良いSCU〈Special Care Unit〉を紹介してくれるはずです）。

特別ケア病棟の良否を判断するときには、前出のナーシングホームのガイドラインを用いることができます。また、プログラムやトレーニング、考え方やデザインなどの情報に関しては、ナーシングホームよりもかなり多くの情報が得られるはずです。特別ケア病棟のプログラムの状況を評価しようとするなら、私は次に挙げるような点を期待します。

◆ユニット独自の理念が掲げられており、スタッフ全員によってそれが理解されていること。たとえば、われわれの任務は、患者の世界のなかで生き、言葉に表れない彼らの言葉を聞き取ろうと努力することである。

◆アルツハイマー病か、関連する認知症の診断を持つ人びとだけが入所していること。
◆入所前のアセスメントと生活歴が、それぞれの患者のケアプランの中心に用いられていること。
◆理学療法、作業療法、言語療法の活用が可能であること。
◆すべてのスタッフが、全米アルツハイマー病協会によって主催されているか、ないしは認められている研修によって、アルツハイマー病の患者と関わる訓練を受けていること。
◆SCUにのみ配属されている同じスタッフにより、七日間二十四時間体制でのシフトが取られており、日々の入所者とスタッフ間の人数配置が均等であること。
◆常時SCUのために配属されている活動スタッフ（一般のスタッフとは別に）が配置されていること。
◆屋外は、施設内の他の入所者が使用しないSCU入所者のためだけの領域になっており、アルツハイマー病の患者が彼らの行動を理解できない患者たちと一緒になることがないこと。
◆施設の質の向上に向けた委員会が、問題の発見、評価、改善策の立案を行っていること。
◆地域のボランティア・プログラムで活動している人びとが、定期的に個別に患者を訪問したり、音楽会やペット訪問などの特別プログラムを行っていること。
◆ボランティア・プログラムの指導者が、施設の理念や教育から、スタッフ、入所者、家族のサポートにわたる監督を行っていること。

◆行動に関する検討チームのミーティングが定期的に開かれ、ハビリテーションの方法が用いられていること、また行動の抑制を目的とした定期的な投薬がなされていないことの確認が行われていること。

◆たとえば、抗うつ薬、抗不安薬、気分高揚剤や安定剤、抗精神病薬など、行動の抑制を目的とした投薬が頻繁に行われていないこと。良いSCUでは、いかなるときでも入所者の一〇％ほどにしか、こうした薬物は用いられていません。すべての医薬品は、短期的に、かつ必要な場合にのみ用いられるべきであり、また頻繁に再評価がなされるべきです。

◆入所者と家族へのカウンセリング・サービスと、可能ならば地域に向けた対処技術を修得するためのサービスが提供されていること。

◆アルツハイマー病による変化を観察するための継続的な評価の実施、および個別化されたプログラムの作成と日々のケアが行われていること。

◆患者の変化に関し、必要に応じてチームカンファレンスが行われていること。

◆家族もレクリエーション・プログラムに関わっていて、自らの不安について語ることのできない患者の代わりに、家族の会からスタッフにさまざまな情報が提供されていること。

◆環境デザインに対する配慮がなされていること。たとえば、施設内の特定の場所を認識したり、見つけたり、またそこまで行く手助けとなるような色使いがなされていること、歩行を助け、混乱を少なくするような床や、手で触れたり取ったりできるわかりやすい掲示物があること、また入所者の情報処理の過程を手助けするために、雑音を少なくするような音響設備が備えられていることなど。

◆フィンガーフードのメニューがあること。

◆仰々しくない（たとえば、大きなアラームの音が鳴るなど）システムによる見守りが可能な安全なドアが設置されていること。

◆最も重要なこととして、スタッフと患者との明るく積極的な関わりが見られること。

施設の評価を行うときに、こうした項目のすべてを満たすことはできないかもしれませんが、他のＳＣＵと比較するための基本的な項目に関しては、その施設で示してくれるはずです。そして何にもまして、施設の中が心地良く、快適な暮らしが広がっている感じがすることが、具体的な個々の要因と同じぐらい重要なのです。

私は極端な楽観主義者ではありません。私は自分自身を、ほんの少し利他主義的な考えに影響を受けた正真正銘の現実主義者だと考えています。だから、ケアパートナーと患者との関係のすべてが理想的な状況に変わっていくと思ってはいません。ある家族は、長期的なケアの問題に対処する場合よりは、危機的な状況のなかでも愛する人の緊急入院をサポートするために集まることのほうがうまく機能することがあるでしょう。

しかし、生涯にわたるケアへの心遣いは、それが罪悪感からではなく、現実的な評価を基盤として行われるほうが家族はそれをより良く行っていけるものなのです。これは、すべての家族に言えることだと思います。そして最も重要なことは、もし家族がハビリテーションの五つのカギに従って歩んでいくならば、そこから生まれてくる結果は、関係する人たちすべての暮らしを豊かなものにするより積極的なものへと変わっていくということなのです。

14

心を動かされる

私は
子どものころのように遊び
若かりし日々のように踊り
昨日のことのように笑った
そして今日
私は思い出している
遊びや音楽や歓喜を
何度も　何度も
そして何度も繰り返しながら

私は二〇〇一年に、全米アルツハイマー病協会が主催する社会政策フォーラムの定期集会に出席しましたが、それは例年通りすばらしい経験となりました。毎年、アルツハイマー病を患った多くのすばらしい方々が、全米の五十の州から集会に集まってこられます。また、ケアパートナーや専門家、国会議員などを含むその他の何千という人たちも同様です。その集会で壇上に立った患者たちは、緊張し、しばしば萎縮していました。彼らが次の言葉を探すために沈黙する姿は、心を打つものがありました。しかし彼らは、抱いている不安や個人的な物語を分かち合うことに情熱を向けており、自らの人生に積極的に関わっていこうとしていました。

聴衆は、総立ちになって大喝采をこの英雄たちに送りましたが、それ以上に多くの称賛が彼らには送られるべきでしょう。彼らは、別の集会でも語り、テレビ番組のなかで彼らの生活について話し、アルツハイマー・マラソンに参加し、また新聞への投稿や国会議員へ手紙を書き送っているのですから。さらに、別の多くの働きをしている患者たちにも称賛が送られるべきでしょう。彼らは、社会政策に影響を与えるビデオを作り、教育委員会の席に立ち、疾患に関する講義を大学で行い、子どもたちの学校で語り、そして疾患の初期の段階にありながら配食サービスのボランティアをし、病院やナーシングホームの活動プログラムを手伝い、詩を読んだり、工作プログラムで働いたり、ピアノを弾いているのです。

アルツハイマー病を患いながら生きている人たちは本当にすばらしい人たちですし、彼らと話をすることが、同じ疾患を持つ人のケアパートナーになろうとしている人たちにとって大きな力にもなるのです。彼らは常に、①彼ら自身が決めること、②彼らの自尊心が支持されること、そして③疾患の過程のすべてを通し適切な援助が提供されることの重要性を私たちに思い出させてくれます。この本を通して私が強調してきたように、ケアパートナーは患者の残された機能をしっかりと認識し、そうした機能が生かされる前向きな情緒的環境をつくり出していかなければならないのです。それは、こうした環境が患者に達成感を与え、良い相互作用を生み出し、尊厳の感覚を維持することを可能にするからです。毎日の暮らしをアルツハイマー病と共に歩みつつ、彼らはこうした三つの結果を求めているのです。

この疾患を生きることで、ことあるごとに私を元気づけてくれる三人のすばらしい方々がいます。ブランディーズ大学の前ユダヤ教研究科長で、私の友人であるバーナード・レイズマンは、アルツハイマー病を生きることがもたらす悲しみと、彼自身が自尊心を維持するための決意について語ってくれたことがあります。雄弁で、きらきらと輝く瞳をたたえ、専門家としての論調を超えた素敵な微笑を振りまくバーナードは、常に彼の子どもたちや孫たちのモデルであり、威信であり、また学生たちにとっての良き師として自分自身を示していました。しかし、自分がこうした姿勢を維持できなくなっているという事実が、彼を悲しみのどん底へと突き落としました。

「子どもたちが答えを求めて私のところへ来なくなってしまったら私は何をしたらいいのかわからないよ」と彼は語りました。「子どもたちが私を違う人のように見ているんじゃないかって不安になるんだよ。以前なら私に聞いてきたことを、今は誰か他の人に聞いているんだろうか。私の孫たちは私のことを優秀な研究者などと思うことはないんだろうか。ただ何度も同じことを繰り返している年寄りとしてしか見ないのだろうか、って。私はちょうど、腕を怪我してしまった偉大な野球選手のようだと思うんだ。ただ私の場合、体の優れた部分が腕ではなく脳だったわけで、今はそこに怪我を負っているんだ。あとストライクが二つくれば、私はアウトになってしまう」。

「でも、まだアウトになったわけじゃない。私はまだ、バッターボックスに立っているんだ。私は今まで常にファイターだったし、今だって絶対にあきらめたりはしない。それは確かに悲しいさ。怒りだって、忌々しい強情さだってある。でも、聞いて学ぶことを学習したし、そして今日を生きるということを知ることができたと思う。私は挑戦しているんだ。私は、一生懸命挑戦しているんだ」。

「私は散歩をするし、テニスをしたり、泳いだりもする。私はアルツハイマー病の薬も飲んでいる。それは、治すための薬ではなく、ほんの少し和らげるための薬だけど。私と家族は、今でも世界中を旅行するよ。ついこの間は、息子と一緒に本を一冊書き終えたばかりさ。私は、初期段階のサポートグループにも顔を出しているよ。それに、私はアルツハイマー病協会の議長事務局のメンバーにもなっているんだ。教える仕事も続けなきゃならないし。授業をするのは今の私にとっては簡単なことではないんだ。今までのようにはまったくできなくなっている。私はこの疾患を抱えてどんなふうにより良く生きていくのかを語ることができる。そして、誰も私を黙らせることなんてできないのさ」。

二〇〇二年、バーナード・レイズマンはアメリカン・ヘブライ大学から名誉学位を受けました。彼はまた議会の朝食の席でも熱心に語り、全米アルツハイマー病協会の定例集会ではより多くの研究基金の必要を訴え、『ボストン・グローブ』の表紙には、アルツハイマー病に関する記事の特集で取り上げられましたし、奥さんと一緒にアイスランドに旅行にも出かけていました。彼にはまだまだ語るべき多くのことと、与えるべき多くのものがあるのです。

一九九五年、背が高くハンサムなジム・アンソニーが、私たちの初期段階のサポートグループに入ってきました。五十代だったジムは、アルツハイマー病の診断を受けたばかりで、疾患からくる問題で仕事を失ったばかりのときでした。彼は以前、何度も間違った診断を受けたことがあったのですが、脳の生検を通して最終的にアルツハイマー病が彼の認知機能の原因であることがわかり、救われた気がしたそうです。ジムにとっては、数字を扱うことがとても難しいものでした。たとえば、電話をかけたり、支払い後の残高を確認したり、約束の日時を調整しようとすると、とても動揺してしまうのです。しかし、彼の豊富な語彙は正常に保たれていましたので、彼は日々の出来事について流暢にユーモアを交えながら話すことができました。

ジムは彼の生活をうまく調整していくことができるハビリテーションの方法を学ぶことにとても熱心でした。ジムはアルツハイマー病であった母親を観察することで、これから自分に何が起こり、何がやってくるのかを知り落ち込んでいましたが、彼は常に他の人たちの支えとなる活気あふれる人として私たちの前に立っていましたし、今でもそうしているのです。一九九七年に、ハーバード大学の医学部を訪れていた日本の学生たちに話をしたとき、彼は聴衆に非常に強い衝撃を与えました。

「アルツハイマー病は、以前は議論されることのない疾患でした」と彼は聴衆に語りました。「それは、アルツハイマー病を患うことは絶望だと考えられていたからなのです。ですが、普遍的な視点から眺めるならば、われわれの人生はすべて絶望でしかないのです。われわれはみな、誰もが死ぬわけですから」。

「アルツハイマー病で問題となるのは、それが私たちの理解力を奪い去ってしまう可能性がある、ということなのです。疾患の厳しさは、気力をくじくほどに威圧的なときさえあります。ですが、アルツハイマー病を患っている人びとは、仕事もすれば、子育てもし、映画にも行けば、休暇もとり、おしゃべりをし、疾患が彼らの生活を決定づけていかないように一生懸命拒み続けているのです。アルツハイマー病を患う人びとは、さまざまなレベルでの障害を体験します。つまり、一つのサイズに疾患のすべてが収まるようなものではないのです」。

「私が観察した注目すべき事柄の一つに、人びとはアルツハイマー病患者と一緒にいると怒りを覚えるようになる、ということがあります。特に、患者が家族だったり、パートナーだったりした場合には顕著です。私はそれを、私の友人や家族、そして私自身の経験から見てきました。私が考えるに、この怒りの原因は、アルツハイマー病患者が疾患に怯えていることにあるのではないかと思うのです。ある人は、彼や彼女の連れ合いが単に一生懸命やらないだけで、注意が足らなくなり、強情になり、難しくなり、挙げ句の果てにわざとパートナーを苛立たせようとしている、とさえ考えるかもしれません。そしてパートナーは、誰もがそうであるように、混乱してしまうのです」。

「この怒りは、それが正当なものであるにせよ、夫婦、家族、そして心配しているすべての人のために克服していかなければならないものなのです。そして、この喪失感は、そう簡単に扱えるものではないことも事実です」。

「ですがこのことは、あなたが笑うことができなくなることを意味してはいません。私はアルツハイマー病患者のサポートグループに月に二度出席していますが、そこでの笑いは何にもまして重要な癒しとなっています。泣くことだって当然あります。私たちは私たちの悲しみを個別に扱うように心がけています。しかし私たちは、サポートグループにおいてその分かち合われる悲しみを理解することができるのです。私たちのグループは、共感、哀れみ、真実を語ることに関してはすばらしいグループです。時に私たちは、グループメンバーの誰かが何かを受け入れられず、拒絶していると感じることがあります。ですがそうしたとき、私たちは彼や彼女がそれを乗り越えられるようにと急いで手を貸すようなことはせず、何人かが優しく励ますだけのことがあります。拒絶の程度は、アルツハイマー病患者が置かれている状況を最もよく表しているのです。さながら熱いコーヒーを飲むときのように、私たちは少しずつ慎重に、優しく、真の状況を明らかにしていくのです」。

「もちろん誰だって、世界や、神、そして診断をつけた医師などを呪うことだってあるでしょう。誰であってもそうした衝動に駆られるのです。アルツハイマー病を患っている人なら誰だって似たような経験をしたことがあるはずです。アルツハイマー病に適応していく過程は、王位が上がっていくような威厳あるものなどではなく、むしろすこし薄汚れたものといってもよいかもしれません」。

「私の母親はアルツハイマー病と診断を受けました。……彼女は……ですが、その人生と挑戦を受け入れ、彼女の限界に勝る英知を手に入れました。アルツハイマー病患者には、さまざまな才能が宿っているのです。ですから、彼らの強さと英知とを見くびってはいけません。彼らは、一つ、また一つと学ぶことなしにアルツハイマー病を切り抜けていくことはできないのです」。

「私たちが苦しみを抱くことは、この地球が動き続けるうえでは自然のありようだと思いますし、私たちが自分を哀れみ、何とか常識に合わせて生活していこうとする努力は、私たちの人間らしさの表れなのだと思います。ですが、この地球において私たちに与えられている時間は不確かなものでしかありません。私たちは長寿を祝いますが、幸せに生きた人もそれ以上に祝います。私は、もうしばらくぶらぶらと生きてはいたいと思っていますが、長生きするよりは幸せに生きることのほうに、より興味を感じます。ですが、そうしたことをコントロールすることができなくなっているので、毎日一つずつ、幸せを拾っていこうと思っているのです」。

ジムと彼のケアパートナーのブルースとは、現在マサチューセッツ西部のバークシャー・ヒルズに住んでいますが、彼らは可能な限りアルツハイマー・フォーラムや会議に参加していますし、コンピューターを使って、疾患に関する新しい情報に遅れをとらないようにしています。

アルツハイマー病を患うもう一人の優れた人物は、二〇〇二年にニュー・イングランドで開かれたアルツハイマー病の会議で、約五百人もの専門職を前に、彼女にとって疾患がどのようなものであるかを語ったシャーリー・ゲラーです。彼女は最初、だんだんと状態が悪くなり、いつかはナーシングホームへ入らなければならなくなるといったことの認識や、何度も同じことを聞いたり、考えの途中で考えがわからなくなったりといった、直面しているさまざまな問題と恐怖について説明をしました。ですが彼女は、アルツハイマー病を患うことのもう一つの側面についても語りました。それは、彼女の友人たちが「このうえないサポートとケア」を提供してくれることをはじめとし、「すばらしい」家族や、彼女の質問のすべてを聞いてくれる医師や、「非常に助けになる」サポートグループなどに囲まれ、幸せを感じているということでした。また、「抱えている問題や不安を、同じ境遇にいる人たちと分かち合えることは重要ですし、良いアドバイスで助けてくれるリーダーがいることも大切なことなのです」とも語っていました。

「正直に言って、私は今でも人生を楽しんでいますし、喜びを得ています。人びとは、こうした疾患を持ってなお前向きな姿勢を私が持っていることに驚きます。ですが私は、一つひとつの事柄、そして一日一日のなかから、人生の楽しみと喜びとを得る決心をしたのです」彼女は、そう締めくくりました。

バーナードも、ジムも、そしてシャーリーも、お互いの人柄や、社会的な背景、職歴、そして疾患の過程はそれぞれとても違っていますが、彼らはアルツハイマー病を患うことに対する多くの反応を分かち合っているのです。そして彼らはお互いに力づけられ、抱いている感情を認め合い、お互いが「今ここで」の生活を生き、そして他者とのつながりを感じているのです。

何千という患者とその家族と共に働き、そして多くの年月を、語られなかった言葉とその感情の意味を思い出すことに費やしてきたなかで、私はいま、進行していく認知症と共に生きる驚くべき人たちに代わって語りたいと願っています。彼らは、私たちが耳を傾けさえすれば、どのように彼らに手を貸せばよいのかをしっかりと示してくれるのです。

「私に何かを思い出させようとしたり、怒ったりしても、うまくはいかないばかりか私を悲しくさせるだけです。誰がどこに行ってきたか、誰に会ったのか、何をしたのか、といった質問を私に向けるとき、そのことを関して思い出せない私は、自分を愚かで情けなく感じるのです」。

「私の脳を新しい考えや新しい設備や情報で満たそうとしても、うまくはいきません。私の頭は満杯なのです。新しい情報のためには、ほんのわずかなスペースも残されてはいないのです。情報が入っていかないならば、それが再び出てくることはあり得ないのです」。

「私を幻想のなかから連れ戻そうと願ったり、私が沈黙している時間を心配したりしないでください。私は、今でも想像の世界の探検もすれば、思い抱く夢だってあるのです。思い起こすキスもあれば、私の前に広がる思い出の庭だってあります。そしてすべてのものがいっせいに花を咲かせているのです。ですから、私が一人で座っていても、寂しいだなんて思い込むのはやめてください。私の心に悲しみをもたらすのは、ほとんどの場合、あなたの顔に表れた悲しみの表情なのです」。

「あなたが積極的に私を世界の中へと取り込み、そしてあなたと私とのつながりが最後のときまで続くならば、私はこの世界の一部分として在り続けることができるのです。そのためには、身体的、霊的、情緒的に――あなたは絶えず私に手を差し伸べ、私に触れていなければならないのです」。

「あなたが、私と私の壊れていく世界とをつなぐパイプなのです。そしてその世界は、笑いと思い出、そしてほんの少しだけ分かち合われる涙とに満たされた、多くの可能性あふれる世界なのです」。

記憶障害の世界に身を置いて三十年になりますが、私はハビリテーションを行うケアパートナーが、障害を持つ人びとの暮らしにもたらすことができる大きな変化を確信しています。また同様に、ハビリテーションによるアプローチは、ケアパートナーにとって最も適したケアであるとも確信しています。それはこの考え方が、対立と不必要なストレスとを排除する手助けとなるからです。つまるところケアパートナーは、愛する人が威厳を保ちつつリラックスしている様子を見たとき、彼らがどれだけケアパートナーである自分を力強く感じているのかを理解するのです。

ハビリテーションは、今現在、この瞬間の贈り物を私たちに与えてくれます。私たちはアルツハイマー病患者の言葉を語ることができます。それは、疾患を超越した非言語的な言葉です。ハビリテーションのアプローチを用いることで、私たちは、私たちの心と思いのなかに、私たちができる最高のケアを提供できたのだと知ることができるのです――最高のケア、それはまさしく私たちが、豊かで幸せな患者の暮らしを手にするチャンスを提供し、患者と私たちが共に価値を感じることができるケアなのです。

付　録

アルツハイマー病患者のための食事

常備しておくもの

家にはいつも簡単に調理できるものを買い置きしておくとよいでしょう。たとえば以下のようなものです。

・ソーセージの缶詰
・ツナ缶、サケ缶、かに缶類
・空豆など豆類の缶詰（サラダやスープにも入れることができますし、栄養もとれます）
・缶詰のコンソメやクリームスープ類（野菜やパスタなどを加える）、スープはおやつや食事として食べることができます。また栄養を手軽にとれるし、どんな時でも食べられます。
・ハーブティー

・コーン・アイスクリーム（底からポタポタと垂れないように、コーンの先端に小さなマシュマロを入れておくとよいでしょう）
・保存可能なジュース類
・とうもろこし、バナナ、レモン、けしの実のパンやマフィンを作るインスタントのミックス類（バターの処理を簡単にするには、レシピより少なめの牛乳を使ってください。またバター味を強くするには、油の代わりに溶かしバターを入れてください）
・プリッツェルやポテトチップ等の菓子類
・ビスケットやパンケーキミックス類
・餅
・小箱のコーンフレーク類

指でつまめる軽食類（フィンガーフード）

アルツハイマー病の患者を介護している家族やヘルパーは、フィンガーフードが患者たちの栄養補給のためにも、また彼らの威厳を保ち、達成感を促すにも一番良いことを知っています。これらの食べ物は食器も必要とせず、一日中いつでも食べることができます。

テーブルの上に余分な食器や調味料類を置かないことで、患者に食事に対する脅威を抱かせずにすむのです。ケアパートナーが食べ物を自分の手で食べて見せるだけでも、食事は患者とケアパートナーの両者にとって、とても楽しいひと時になることでしょう。

フィンガーフードの調理

ピタパン、トルティーヤ、ホットドッグ用のパンは、フィンガーフードを「包む」のに最適です。これらは簡単にわかるし、手で持つことができます。また全粒粉でできたものなど、栄養価の高いものも市販されています。中に入れる具材は、ツナや卵、ピーナッツバターやジャムなど一般的なものから、よりエスニックなもの（後述参照）までいろいろあります。アルツハイマー病後期の患者には、さまざまな食品をミキサーで砕いてそのまま包んでしまうのがよいでしょう。あなたの食感や好みに左右されず、患者が何を好んで食べているのかを観察することが大切です。ここでの目的は患者が好んで、自律的に食事をすることです。疾患が進行するに伴い、患者の体重は徐々に減っていきます。ですから、患者の体重が今増えてしまうことを気にする必要はないでしょう。

栄養価の高いサンドイッチの具材

・カッテージチーズとハーブ類（あるいはドライフルーツ類）
・固形のクランベリーソースと（薄く切った）チェダーチーズ
・クリームチーズとドライフルーツ類

・クリームチーズとグリーンオリーブ
・クリームチーズと赤ピーマン
・亜麻仁と缶詰のパイナップルが入っているクリームチーズ
・スクランブルエッグ、目玉焼き、ゆでタマゴをカットしたもの（卵は白くてわかりにくいため、サンドウィッチの具に使うのが一番いいでしょう）
・冷凍ミートパイの具
・ホムス（ひよこ豆）などの豆料理（青ねぎやトマトや赤とうがらしを加えると、香りも見栄えもよくなります）
・（缶詰の）黒豆やいんげん豆のマッシュとトマト
・すりつぶしたニンジンと溶かしチーズ
・マッシュポテトと溶かしチーズ
・骨なしの肉類を小さく切ったもの
・あまり辛くないメキシカンサルサ
・ピーナッツバター（ゼリーを加えてもよい）
・レーズン入りサーモンサラダ
・チーズ各種
・とろみのあるソースにからめたカットスパゲッティ

・ツナやチキン、卵サラダ類（セロリや玉ねぎは食べやすいように、水に十分ほどひたしておく）
・野菜のスプレッド

その他のフィンガーフード

(1) 果物類

・八つにくし切りにして皮をむいたリンゴ、梨、桃
・ピーナッツバターを塗ったバナナのスライス
・ドライフルーツ類
・ぶどう
・薄く切った梨に柔らかいチーズを塗ったもの
・一口大に切ったパイナップル
・プチトマト

(2) 野菜類

・アジア系の野菜（たとえば、ベビーコーン、栗、竹の子等の缶詰、新鮮なスナップエンドウやサヤエンドウ、大根など）
・ブロッコリー、ニンジン、カリフラワー、インゲン豆、ズッキーニなどを食べやすく切って、

三～五分ほどゆでたもの。水を切って温かいうちに出してください。
・ピーナッツバターや味つきクリームチーズを乗せたセロリ
・ホムスなどを乗せたきゅうり
・こんがりローストしたエンドウ豆（健康食品の店にあります）
・フライドポテト（オーブンで焼いたもの）
・ポテトパフや太めのフライドポテト
・焼き芋を小さく切ったもの
・野菜ローフ（ミートローフの肉の代わりに野菜を入れたもの。冷ましてから出してください）

(3) **肉・魚類**
・チキンナゲット
・クロワッサン等にはさんだソーセージ
・白身魚のスティックフライ
・（小さめの）ミートボール
・（むいた）えび
・七面鳥のミートローフ（食べやすいように切って冷ましてあるもの）

(4) **朝　食**
・パンケーキミックスにベーコンやソーセージを混ぜて焼いて巻いたもの

・ゆで卵（切ってサンドイッチにしたものがよいでしょう）
・シナモントーストを細長く切ったもの
・厚切りパンでつくったフレンチトーストを細長く切ったもの
・栄養価の高いコーンフレーク類（豆類や干しブドウなどを混ぜ、牛乳を加えず出します）
・ワッフル、特に全粒粉でできた物がよいでしょう。

(5) **昼食類**

・四角いサイコロ状に切ったチーズ
・ライ麦パンにチーズを乗せて焼き、四等分に切ったもの
・ライ麦パンにスクランブルエッグ（好みにあわせてベーコンも）を乗せて、四等分に切ったもの
・小さく切ったピザ
・ソースのかかっていないラビオリやトルティーニ
・春巻き
・ストリングチーズ（割くとひも状になるチーズ）
・パルメザンチーズをかけた（またはかけていない）マカロニや、その他の小さめのパスタ類

(6) **デザート類**

・クラッカー

・クリームチーズを乗せたジンジャークッキー
・フルーツヨーグルトで作ったゼリー（アイスクリーム・コーンに乗せてもよい）
・アイスクリーム・コーンに乗せた（インスタント）プリン

(7) スナック類

・バランス栄養食品
・クラッカー
・グラノラバー（堅めの）
・ポップコーン
・ポテトスティック
・プリッツェル
・ごまのスティックかクラッカー
・落花生
・大豆
・野菜チップス

ミキサーで作る飲み物

もし患者が薬の服用を嫌がるときには、水薬をミキサーで作った飲み物（シェークなど）に混ぜるとよいでしょう。

・バナナ・ナナナ（バニラアイス一カップ、熟したバナナ一本、バニラを小さじ一杯）
・ベリー・ベリー（クランベリージュース二分の一カップ、冷凍ブルーベリー一カップ、レモンジュース少々）
・フルーツ・スムージー（フルーツヨーグルト一カップ、シャーベット一カップ、オレンジジュース一カップ）
・ジンジャー・スナップ（ピーチアイス一カップ、ジンジャークッキー二分の一カップ、おろしショウガ少々）
・レモン・スパークラー（レモンシャーベット一カップとレモネード二カップをミキサーで混ぜる。それをコップに移し一カップの炭酸水かソーダ水を混ぜる）
・メープル・デライト（牛乳一カップ、シングルサイズのバニラアイス、糖蜜小さじ一杯、メープルシロップ小さじ一杯、バニラ小さじ一杯）

・ピスタチオ・グリーン・ガッデス（ピスタチオアイス二カップ、緑茶二カップ、砂糖小さじ一杯）
・ストロベリー・スムージー（ストロベリーヨーグルト一・五カップ、リンゴジュース一カップ、いちご一カップ）
・トマト・エナジャイザー（ミネストロスープ二カップ、トマトジュース一カップ、レモンジュース小さじ二杯、白コショウ小さじ二分の一、氷八個）
・バニラ・ピックミーアップ（バニラヨーグルト一・五カップ、小麦の胚芽小さじ二分の一、卵一個、バニラ小さじ二杯）

監訳者あとがき

アルツハイマー病をはじめとする認知症に対する人びとの拒否的反応は、今や強迫的でさえある。特に私を含む団塊の世代にとって、認知症はこれからの人生を決定づける切実な問題としてとらえられているようだ。自分で自分をコントロールできなくなることへの恐怖、人間を人間たらしめる自己意識への拘泥が背景にあるように思う。認知症の人びとに関する私の最初の著作『痴呆老人が創造する世界』が世に出たとき、同世代の友人、それも男性たちの反応の多くは「ああはなりたくない」というものであった。わからないでもない。エコノミック・アニマルと揶揄されながらも高度経済成長を支え、バブル期を駆け抜け、経済不況という修羅場を潜りぬけてきた人びとにとって、頼みにできたのは確固とした自己意識であっただろう。ある意味肥大化したその自己意識が自分のものでなくなっていくことを想像したとき、その恐怖はただならぬものであろう。その意味で、わからなくもないのである。

このような恐怖について、わざわざ触れようとするのには理由がある。その原因が老いであれ病気であれ不慮の事故であれ、人間は必ずや死ぬ生き物である。さまざまな科学は、人間の幸福な生活へと向けられて進歩発展していくものであると信じられてきたが、一方ではそのことの副作用が必ずあることは、もはや疑う余地がないほどに明確になってきている。なぜか。幸福な生活をと願う「人間」について知ろうとしてこなかったからである。人間について知ろうとするのは科学の領域ではなく、文学や哲学の領域であるかのように思われてきたふしがある。認知症に関する研究も、生物医学的な原因探しや治療薬の開発、そして予防活動に向けられている。だが、人間とはなんぞやという、いわば認知症を煩う生き物としての人間に向けられてはいない。恐怖する側の人間についてわかっていないから人は恐怖する。認知症が恐怖なのではない。認知症を煩う自分という人間に人は恐怖するのである。認知症は、私たちにもっと人間を知ってほしいと訴えかけている。

前置きが長くなってしまったが、本書は、認知症の人びとが言葉にしようとしてもできなくなってしまった言葉を探し、それを聴くための方法の紹介である。著者は、認知症が市民権を得るずっと以前に若年性アルツハイマー病を患った夫を介護し、その後も彼らと関わり続けてきた経験からアルツハイマー病の介護プログラムを開発し、患者さんとそのケアパートナーを支援し続けてきた人である。

紹介されている内容は、実に具体的である。それも、認知症の初期から中期という、認知症を患った人も、またその人をケアする家族の人びとにとっても、最も大変な時期のケアについて述べられている。具体的な方法は日々の生活の一コマ一コマに即して語られるために、読者は自分の事情に応じて実際どうすればいいのかをイメージできるのである。この具体性は、さすがに実用の国アメリカである。

本書の中核であるハビリテーションの五つのカギは、観念的で抽象的なものではなく、ケアとして何をどう整えていけばいいのか、あくまでも具体的に詳細に述べられていく。アルツハイマー病の人びとは、決して攻撃的でもなければ何もわからなくなるわけでもない。五つのカギをうまく使えば、つまりケアする人間が彼らの世界のなかに自己を投入し、あとは自分たち自身の欲求に即して考えていけばケアは可能なのである。私たちは、心地よい環境で暮らしたいし、さまざまな人びととコミュニケーションをもちたいし、自分のことは自分でしたいと思っているし、そして何よりも自分の人生を豊かにしたいと願っている。アルツハイマー病の人びとも私たちと同じように、それらの欲求をもっているのである。ハビリテーションという方法が、そんな彼らの思いを実現させてくれる。

しかし訳者として心奪われるのは、人間という生き物の「暮らし」に対する深遠さである。先にも述べたが、人間とはなんぞや、人の暮らしとはなんぞやが、語りの端々にやんわりと表現されているのである。「私たちが交わすやりとりの正確さはさほど重要ではないのです」「出来事の詳細が正確であるかどうかはそれほど問題ではありません」といった言葉は、アルツハイマー病の人びとが以前は住んでいた世界、そして現在私たちが住んでいる現世への疑義でもあるだろう。このような世界の成り立ちを、私は先の著書で「コトの詳細を不問に付すことで成り立っている影絵のような世界」と言い表した。しかし、本書の著者はそこからさらにもう一歩突っ込んで、「より多くの瞬間を味わうことを心がけてほしい」と言う。考えようによっては人間は原始に比べ観念的になった分、生き物としては退化している。そんな人間の暮らしをもう一度考え直してみるべきではないのか、と思えてくる。

とはいえ、アルツハイマー病の人びとのケアにおいては、決してすべてがバラ色であるというわけではない。多くの悲しみや苦しみ、寂しさや切なさがついてまわる。だが、そんな感情を体験できるのは、人間のある種の特権であるかもしれない。それでも、ケアの方法を知っている場合と知らない場合とでは、体験の質は大いに異なってくる。知っていることによって、ケアする側もされる側も、それぞれの境界を超えてヒトとして交じり合うというすばらしく人間的な相互の関わりを体験できることを、本書は教えてくれている。

二〇〇七年　六月

阿保順子

マ 行

ヤ 行

ラ 行

タ　行

ナ　行

ハ　行

索　引

ア　行

カ　行

サ　行

監訳者

阿保　順子（あぼ　じゅんこ）

1949年生まれ
1970年　日本赤十字中央女子短期大学卒業
1979年　慶應義塾大学通信教育部卒業
1992年　弘前大学大学院人文科学研究科修士課程修了
現　在　北海道医療大学看護福祉学部看護学科教授
著訳書　『看護診断にもとづく精神看護ケアプラン』（共監訳）医学書院　2007,『メディアと精神科医』（共編）批評社　2005,『統合失調症急性期看護マニュアル』（編著）すぴか書房　2004,『痴呆老人が創造する世界』岩波書店　2004,『精神科臨床における救急場面の看護』（共訳）医学書院　2003　ほか

訳　者

井出　訓（いで　さとし）

1963年生まれ
1988年　明治学院大学社会学部卒業
1998年　ケース・ウエスタン・リザーブ大学大学院看護学研究科博士課程修了
現　在　北海道医療大学看護福祉学部看護学科准教授
著訳書　『看護者のための認知症スタディガイド』（監訳）ワールドプランニング　2006,『看護技術学習支援テキスト　老年看護学』（共著）医学書院　2002,『学生のための精神医学』（共著）医歯薬出版　2002　ほか

高橋　正実（たかはし　まさみ）

1962年生まれ
1988年　ヒューストン大学心理学部卒業
1999年　テンプル大学大学院発達心理研究科博士課程修了
現　在　ノースイースタン・イリノイ大学心理学部准教授
著　書　*A handbook of wisdom: psychological perspectives*（共著）ケンブリッジ大学　2005

J. K. コステ
アルツハイマーのための新《あたら》しいケア
——語《かた》られなかった言葉《ことば》を探《さが》して

2007年10月20日　第1刷発行

監訳者　阿保順子
発行者　柴田淑子
印刷者　田中雅博

発行所　株式会社　誠信書房
〒112-0012　東京都文京区大塚3-20-6
電話　03 (3946) 5666
http://www.seishinshobo.co.jp/

創栄図書印刷　イマキ製本所
検印省略

ISBN978-4-414-60405-4　C0036

知っておきたい
精神医学の基礎知識
サイコロジストとコ・メディカルのために

ISBN978-4-414-42860-5

上島国利・上別府圭子・平島奈津子編

医療，保健，福祉の臨床現場で働くサイコロジストやコ・メディカルに必要な精神医学の基礎知識を，コンパクトにわかりやすくまとめたガイドブック。精神疾患はもちろん，診断学，症状学，治療法，処方薬の効能や禁忌，関連法と制度やチーム医療の在り方など，「これだけはぜひ知っておきたい基礎知識」を網羅している。現在の臨床現場で欠かすことのできない最新の薬の知識など，単なる理論の紹介や学問の流れではなく，実践現場でいかに役立つかに重点をおいて編集されている。また本文の随所に掲載の「コラム」は，患者や家族への接し方なども実例を挙げて解説しており，興味を持って読み進むことができる内容となっている。

目次

A5判並製　定価(本体3800円+税)

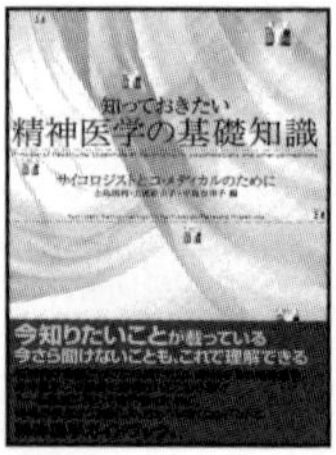